LEÇONS

DE

BIOSCOPIE

CLINIQUE

ET DE

L'Unité de la Vibration Vitale

DANS LA

CELLULE ANATOMIQUE

CHIMIQUE, PHYSIOLOGIQUE, PATHOLOGIQUE

et THÉRAPEUTIQUE

Par le Dr COLLONGUES

DOYEN DES MÉDECINS DE VICHY

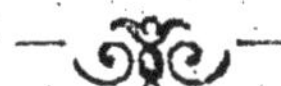

VICHY

A. WALLON, IMPRIMEUR-ÉDITEUR

1901

LEÇONS DE BIOSCOPIE CLINIQUE

et de

L'UNITÉ DE LA VIBRATION VITALE

dans la

CELLULE ANATOMIQUE, CHIMIQUE,
PHYSIOLOGIQUE, PATHOLOGIQUE ET THÉRAPEUTIQUE.

Ouvrage dédié a mes trois premiers Disciples,

deux Docteurs venus d'Espagne

Selon la prophétie du R. P. Poncelet,

il y a 25 ans,

Un Docteur venu de France

M. le Dr JOSÉ DE LLHOBET DE PASTORS

(de Geronia)

M. le Dr J. SEN AURE

(de Saragosse)

Mlle la Doctoresse MARTHA CELSE

d'Arras (Pas-de-Calais)

Hommage respectueux de ma haute estime et de ma profonde sympathie.

Dr COLLONGUES

Doyen des Médecins de Vichy.

LEÇONS
DE
BIOSCOPIE
CLINIQUE
ET DE
L'Unité de la Vibration Vitale
DANS LA
CELLULE ANATOMIQUE
CHIMIQUE, PHYSIOLOGIQUE, PATHOLOGIQUE
et THÉRAPEUTIQUE

Par le Dr COLLONGUES
DOYEN DES MÉDECINS DE VICHY

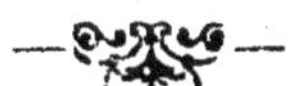

VICHY
A. WALLON, IMPRIMEUR-ÉDITEUR

1901

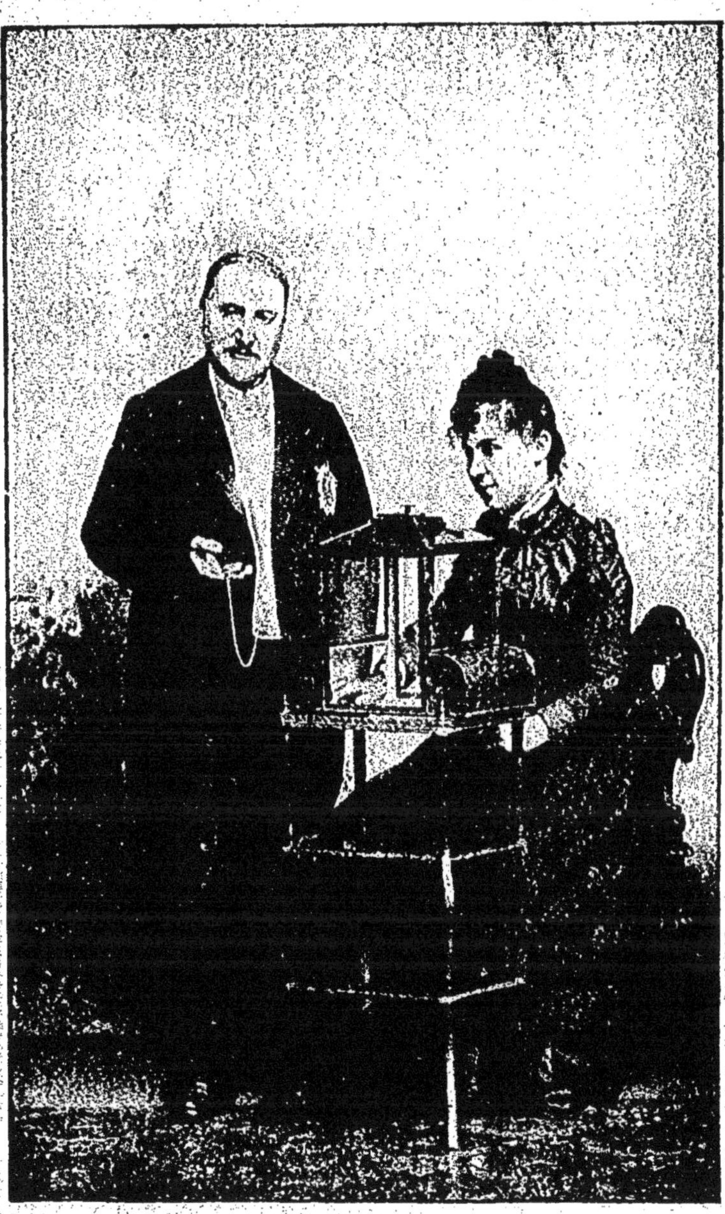

FIGURE [illegible] UNE CONSULTATION AU BIOCOSPE

PRÉFACE

Il nous a été donné de faire, en Médecine, deux inventions importantes :

La Dynamoscopie *et* **La Bioscopie.**

La Dynamoscopie résume une série d'expériences sur les vibrations sonores du bout des doigts connues sous le nom de Bourdonnement digital.

Le premier germe de l'idée remonte à l'année 1850. Ce bruit ne ressemble pas à celui d'une coquille univalve, L'extrémité du doigt d'un paralysé ne laisse pas entendre le bourdonnement normal et nous ne pouvons pas, tant il est bas et presque nul, l'attribuer à la pulsation artérielle qui a une égale force à droite et à gauche. Nous croyons que ces vibrations sont occasionnées par le mouvement fébrillaire des muscles animés par les nerfs du cerveau et de la moelle. Nous avons fait fabriquer un dia-

pason type qui reproduit la gamme humaine de ces vibrations, depuis le Ré 72 V jusqu'au Ré 32 V. Nous avons communiqué nos observations à l'Académie des Sciences de Paris et nous avons fixé la vibration normale physiologique à 72 vib. par seconde. Cette publication nous a valu dans le temps, la visite du célèbre compositeur belge, M. Fétis, qui était tout heureux de cette découverte. Elle lui faisait comprendre pourquoi on avait choisi par instinct le diapason en La pour accorder plusieurs instruments à la fois. Cette visite nous a laissé un souvenir des plus agréable.

Notre étude de la Bioscopie remonte à l'année 1868. Nous eûmes, tout d'abord, la pensée que les divers mouvements de rotation de la moelle de sureau attaché à un fil de coton étaient dûs à l'électricité animale. Nous avons publié, en 1874, un premier mémoire à la librairie Baillère, de Paris, indiquant nos premières observations. Nous nous aperçûmes bientôt après que tous ses mouvements venaient de la secrétion cutanée et nous écrivîmes un travail, en 1876, pour rectifier notre première conception.

Depuis lors, nous n'avons cessé de donner au public médical, d'année en année, une quan-

tité d'opuscules qui servent de base à toutes nos recherches sur la Bioscopie et ses formules mathématiques. Nous sommes parvenu à en avoir fait une science toute glorieuse d'avoir introduit les données positives du calcul appliqué : à l'état général et bilatéral de l'état de santé et de maladie : à l'état actif et passif du côté faible ou malade ; au pronostic de résistance ou de faiblesse vitale et ce qu'il y a de plus important au mode d'action favorable ou incertain d'une médication quelconque.

Cette étude développe en même temps une nouvelle manière d'envisager la vibration biologique de la cellule organique dans son évolution matérielle et dynamique.

Nous livrons à nos confrères cette esquisse dans toute sa simplicité, basée sur l'unité mathématique de l'entrecroisement des forces organiques et fonctionnelles, espérant qu'elle réunira autour d'elle, dans l'avenir, beaucoup de disciples qui voudront bien appliquer les formules de la Bioscopie pour la faire pénétrer peu à peu, quoique difficilement, dans l'enseignement technique de nos Facultés de Médecine.

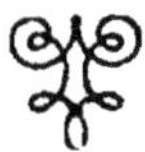

LEÇONS
de
BIOSCOPIE
CLINIQUE
ET DE
L'Unité de la Vibration Vitale

Dans la cellule anatomique, chimique, physiologique, pathologique et thérapeutique,
par le **Dr Collongues,** *doyen des Médecins de Vichy.*

CHAPITRE PREMIER

1re Leçon

LE BIOSCOPE

Surnommé le Baromètre de la Santé

Le Bioscope est un instrument de médecine qui sert à mesurer par l'état hygrométrique de la sécrétion des mains sèches, moites ou humides, également chaudes : 1° le degré de répartition du travail général et bilatéral des pressions sanguines, nerveuses et calorifiques à la peau sécrétoire des mains ; 2° le diagnostic et le pronostic du mouvement organique ; 3° l'état actif ou passif du côté où se trouvent les organes faibles ou malades ; 4° le mode d'action favorable ou incertain des remèdes sur le corps tout comme celui des Eaux thermales de la médication de Vichy.

LA BIOSCOPIE

La Bioscopie est la Science qui se déduit de l'application du Bioscope en formules mathématiques dans les soins donnés aux personnes malades dans le cabinet du médecin consultant. Elle démontre que le travail général et bilatéral des pressions sanguines, nerveuses et calorifiques, produit moins de transpiration à une main qu'à l'autre ; que cette diminution correspond à la baisse biologique des organes situés de ce même côté par rapport à l'autre, que le côté qui baisse se trouve être celui où siègent les organes faibles ou malades : sauf quelques exceptions comme dans le cas où un côté est devenu trop excité, trop irrité ou trop nerveux. Ce dernier oblige le côté opposé bien portant à devenir passif et à se dévier d'une quantité égale en sens inverse.

CONSTRUCTION DU BIOSCOPE

La cage de l'appareil est en fer blanc vernissé en deux couleurs ; le jaune doré à l'extérieur, le blanc à l'intérieur. Il y a deux côtés de o m 34 de long et de o m 26 de large. A chaque côté il y a un appendice de o m 25 de long et o m 08 de large, en hauteur également pour le passage des mains et leur introduction dans l'appareil. Cet appendice s'ouvre et se ferme à volonté. Les quatre côtés ont chacun une porte qui s'ouvre et se ferme à volonté; derrière chaque porte est une raînure pour encadrer chacune un verre à coulisse qui entre et sort à volonté. Elles permettent de voir et de suivre la rotation de l'aiguille sur le cadran où se meuvent les aiguilles. Deux portes sont plus grandes et deux plus petites. Dans l'intérieur, au milieu de la voûte, se trouve un petit crochet suspenseur du fil hygrométrique. En dehors du Bioscope il y a un anneau pour son transport.

Le fil hygrométrique est la partie importante du Bioscope. Il est en coton tordu de gauche à droite C ⌒ D et non de C ◡ D. C'est le fil d'Alsace n° 100 que l'on vend partout. Il a trois chefs avec 600 tours. Il est meilleur que le fil de chanvre, de lin, de soie. Il a une longueur de 0 m 25. Il va s'attacher en haut de l'appareil. Il se termine en bas par quatre branches d'aluminium, faites d'une seule pièce, laquelle a une petite ouverture au centre pour laisser passer le fil hygrométrique. La longueur des branches d'aluminium est de 0 ^{m} 16 ; l'une d'elles porte une flèche et un croissant.

Construction du fil uni à l'aiguille d'aluminium. — Le Bioscopiste doit ici remplacer le constructeur de la cage. Le fil hygrométrique est passé dans la petite ouverture de l'aiguille d'aluminium, on l'accroche aux quatre branches et on le fixe à l'aide de quelques gouttes de cire rouge ou noire. Il y est scellé.

Le fil qui dépasse au-dessus est incliné sur une de ses branches et on coule sur l'ouverture quelques gouttes de cire, on relève le fil et on le fixe de telle sorte qu'il tienne les quatre branches dans un parfait équilibre. Il faut faire attention dans le choix du fil qu'il soit tordu de gauche à droite, C ↷ D, parce que toutes les observations bioscopiques que nous avons prises ont subi l'action d'un fil tordu de cette façon. Or, si on opérait avec un fil tordu en sens contraire, il faudrait refaire tous les chiffres et recommencer un travail qui a été si long à faire. Sous l'aiguille pendue dans le bioscope se trouve un cadran de pendule de 0 m 15 de diamètre, divisé comme le cadran ordinaire d'une pendule en 60 minutes et 12 heures. Ce cadran doit être attaché au fond de l'appareil.

Accessoires indispensables : Un manchon de dame, deux bracelets formés d'un boa ; une montre à seconde, une bouteille toute petite en métal pour chauffer les mains si elles sont froides.

MÉCANISME DU BIOSCOPE

Il est nécessaire d'introduire les mains l'une après l'autre. Elles sont tenues tout le temps de l'expérience dans le manchon pour unifier la chaleur des mains. La main droite entre la première pendant une minute. On prend quelquefois 2 ou 3 minutes à la volonté de l'opérateur. Il est nécessaire que le même intervalle de temps soit pris pour chaque main. On note les degrés parcourus. On retire la main droite que l'on remet dans le manchon. On ouvre les quatre portes de l'appareil. On recommence la même opération pour la main gauche quand les aiguilles sont à l'arrêt. Quand on a essuyé les verres, on referme les portes avant de mettre la main gauche dans le Bioscope. Après une minute de séjour on compte les degrés parcourus par l'aiguille on établit les différences proportionnelles réduites au centième. Le premier temps et le deuxième temps de la première épreuve sont terminés. Il faut faire de suite une contre épreuve qui donne un second rapport.

Graduation du Bioscope. — L'aiguille peut parcourir dans une minute depuis un quart de tour jusqu'à deux tours, selon la quantité de transpiration des mains. Les verres peuvent se ternir par la buée ; d'où la nécessité de les essuyer à chaque temps de l'opération. La montre à secondes fixe le temps d'une minute. Cela exige une attention soutenue.

Procédé expérimental. — Les deux mains sont mises dans le manchon, après avoir reçu les bracelets à chaque poignet. On ouvre la portière de gauche, on y introduit doucement la main droite en position verticale jusqu'au poignet, en ayant le soin de ne pas secouer le Bioscope et de ne pas faire osciller l'aiguille qui est au repos. On fait partir la montre à secondes et on compte les degrés parcourus en une minute. Si la course de l'aiguille est lente on compte par minutes, si elle est rapide, par heures. On inscrit les degrés parcourus par la main droite qui égale toujours 100. Le 1er temps de la première épreuve est fini. On ouvre les quatre portes, on essuie les verres, et après les avoir refermées quand l'aiguille est au repos, on recommence le 2me temps de la 1re épreuve, avec la main gauche, en procédant de la même façon qu'avec la main droite. On inscrit le chiffre obtenu et on établit le 1er rapport de la formule. Il faut faire immédiatement après une 2me épreuve avec ses deux temps, main droite, main gauche, pour obtenir un deuxième rapport.

On fait le total des deux rapports, on en prend la moyenne pour connaître le degré qui baisse à D, avec les formules n° 1, n° 1 *bis* ou qui baisse à C, avec les formules n° 2 et n° 2 *bis*.

LA BIOSCOPIE TECHNIQUE MATHÉMATIQUE

Elle comprend :

1. Les formules mathématiques de la gamme ascendante et descendante de la Bioscopie ;

2. La graduation Bioscopique de la Santé;

3. L'unification des degrés de hausse et de baisse des deux gammes;

4. Inclinaisons : Baisse D, Baisse G du Bioscope-Boussole du médecin bioscopiste ;

5. Les degrés bioscopiques de l'état actif et passif entrecroisés à D et G et vice-versa ;

6. Les retouches et les corrections des poussées nerveuses bioscopiques;

7. Le diagnostic bioscopique de l'état général et bilatéral sans l'examen ou l'interrogatoire du malade;

8. Le pronostic bioscopique;

9. La Biothérapie bioscopique; nouvelle Science thérapeutique et mathématique du mode d'action des remèdes.

FORMULES MATHEMATIQUES

DE LA
GAMME ASCENDANTE ET DESCENDANTE
DE LA BIOSCOPIE

Gamme ascend. main g. / main dr.	$\frac{2}{1}$	$\frac{200}{100}$	50 +	répartition indiquant le côté gauche plus fort que le côté droit.
	$\frac{15}{8}$	$\frac{177}{100}$	46 +	
	$\frac{5}{3}$	$\frac{166}{100}$	40 +	
	$\frac{3}{2}$	$\frac{150}{100}$	34 +	
	$\frac{4}{3}$	$\frac{133}{100}$	25 +	
	$\frac{5}{4}$	$\frac{125}{100}$	20 +	
	$\frac{9}{8}$	$\frac{112}{100}$	12 +	
Point d'équilibre......	$\frac{1}{1}$ =	$\frac{100}{100}$	= 0	point d'équilibre absolu
Main gauche. / Main droite..	$\frac{8}{9}$	$\frac{88}{100}$	12 —	répartition indiquant le côté gauche plus faible que le côté droit
	$\frac{4}{5}$	$\frac{80}{100}$	20 —	
	$\frac{3}{4}$	$\frac{75}{100}$	25 —	
	$\frac{2}{3}$	$\frac{66}{100}$	34 —	
	$\frac{3}{5}$	$\frac{60}{100}$	40 —	
	$\frac{8}{15}$	$\frac{54}{100}$	46 —	
Gamme descendante....	$\frac{1}{2}$	$\frac{50}{100}$	50 —	

GRADUATION BIOSCOPIQUE DE LA SANTÉ

---

200 180 166 150	Poussée nerveuse de hausse Santé troublée.
150 133 125	Forte hausse. Santé variable.
125 112 100	Hausse normale. Santé résistante.

100°/₀ Equilibre vital.

CORRESPONDANCE Bioscopique

Baisse		Hausse		Degrés
100	—	100	=	0
99	—	101	—	1
98	—	102	—	2
97	—	103	—	3
96	—	104	—	4
95	—	105	—	5
94	—	106	—	6
93	—	107	—	7
92	—	108	—	8
91	—	109	—	9
90	—	110	—	10
89	—	111	—	11
88	—	112	=	12
87	—	113	—	13
86	—	114	—	14
85	—	116	—	15
84	—	118	—	16
83	—	120	—	17
82	—	122	—	18
81	—	124	—	19
80	—	125	=	20
79	—	126	—	21
78	—	128	—	22
77	—	130	—	23
76	—	132	—	24
75	—	133	=	25
74	—	134	—	26
73	—	136	—	27
72	—	138	—	28
71	—	140	—	29
70	—	142	—	30
69	—	144	—	31
68	—	146	—	32
67	—	148	—	33

GRADUATION BIOSCOPIQUE

(suite)

Graduation	
100 — 88 — 80	Baisse normale. Santé résistante.
80 — 75 — 66	Forte baisse. Santé variable.
66 — 60 — 56 — 50	Poussée nerveuse de baisse. Santé troublée.

CORRESPONDANCE

Bioscopique

Baisse	Hausse	Degrés
66 —	150 =	34
65 —	153 —	35
64 —	156 —	36
63 —	159 —	37
62 —	162 —	38
61 —	164 —	39
60 —	166 =	40
59 —	170 —	41
58 —	174 —	42
57 —	178 —	43
56 —	180 =	44
55 —	184 —	45
54 —	188 —	46
53 —	192 —	47
52 —	196 —	48
51 —	198 —	49
50 —	200 —	50

L'équilibre absolu de répartition est de $\frac{100}{100}$. Cet équilibre se présente toutes les fois que les quantités de transpiration sont égales à la main droite comme à la main gauche, soit : $\frac{5}{5} \cdot \frac{100}{100}\ \frac{30}{30} \cdot \frac{100}{100}$.

Dès que ces deux quantités sont inégales, celles de la main droite sont toujours à 100 comme unité arbitraire. Le rapport s'établit sur les variations corrélatives de la main gauche : $\frac{4}{5}$ $\frac{80}{100}$ $\frac{5}{4}$ $\frac{125}{100}$

Les écarts d'équilibre au-dessus de $\frac{100}{100} =$ forment la gamme ascendante.

Les écarts d'équilibre au-dessous de $\frac{100}{100} =$ comme $\frac{90}{100}$ $\frac{66}{100}$ font partie de la gamme descendante.

Plus il y a d'écart d'équilibre au-dessus ou au-dessous de $\frac{100}{100}$ plus il y a de déséquilibre fonctionnel dans la peau des mains.

Moins il y a d'écart d'équilibre au-dessus ou au-dessous de $\frac{100}{100}$ plus il y a d'harmonie et de régularité dans la répartition du travail de la sécrétion cutanée entre le côté droit et le côté gauche des mains.

Tout écart au-dessus ou au-dessous de 50 % est compté comme 50°.

INCLINAISONS : BAISSE D, BAISSE G DU BIOSCOPE-BOUSSOLE DU MÉDECIN BIOSCOPISTE

Baisse Gauche

Fondamentale	m G 6 : 100	m D 6 : 100	100 °/° O Normale
Quinte	m G 4 : 80	m D 5 : 100	80 °/° 20° Baisse G
Quarte	m G 3 : 75	m D 4 : 100	75 °/° 25° Baisse G
Tierce	m G 2 : 66	m D 3 : 100	66 °/° 34° Baisse G
Sixte	m G 3 : 60	m D 5 : 100	60 °/° 40° Baisse G
Septième	m G 8 : 54	m D 15 : 100	54 °/° 46° Baisse G
Octave	m G 3 : 50	m D 6 : 100	50 °/° 50° Baisse G

Baisse Droite

Fondamentale	m G 12 : 100 m D 12 : 100	100 °/o O Normale
Quinte	m G 5 : 125 m D 4 : 100	125 °/o 20° Baisse D
Quarte	m G 4 : 133 m D 3 : 100	133 °/o 25° Baisse D
Tierce	m G 3 : 150 m D 2 : 100	150 °/o 34° Baisse D
Sixte	m G 5 : 166 m D 3 : 100	166 °/o 40° Baisse D
Septième	m G 15 : 180 m D 8 : 100	180 °/o 46 Baisse D
Octave	m G 12 : 200 m D 6 : 100	200 °/o 50° Baisse D

DIAGNOSTIC DE L'ÉTAT ACTIF ET PASSIF

Correspondances mathématiques, proportionnelles et entrecroisées de la Bioscopie

Côté gauche qui baisse *Côté passif*	Côté droit qui hausse *Côté actif*
100 °/o	100 °/o
80 »	125 »
75 »	133 »
66 »	150 »
60 »	166 »
54 »	180 »
50 »	200 »

Côté gauche qui hausse *Côté actif*	Côté droit qui baisse *Côté passif*
100 °/o	100 °/o
125 »	80 »
133 »	75 »
150 »	66 »
166 »	60 »
180 »	54 »
200 »	50 »

APPLICATION DES FORMULES DE LA BIOSCOPIE SANS L'EXAMEN NI L'INTERROGATOIRE DU MALADE

1° Au diagnostic de l'état général et bilatéral du côté où siègent les organes faibles ou malades ; 2° à leur état actif ou passif.

Formules n° 1 et 1 *bis* Baisse D

N° 1 Deux Sus-Equilibre

(1)C 170 % 114 %m 142 % = 30° de baisse D
F 111 % 115 %m 113 % = 13° Baisse D

Gagne 17°

N° 1 *bis*. — 1 Sous 1 Sus-Equilibre

C 60 % 200 %m 130 % = 23° Baisse D
F 50 % 100 %m 75 % = 25° Hausse D

Gagne 48°

(1) Commencement du traitement. Fin du traitement.

Formules n° 2 et 2 *bis* Baisse G

N° 2 — Deux Sous-Equilibre

C 66 % 87 % m 76 % = 24° Baisse G
F 110 % 120 % m 115 % = 15° Hausse G

Gagne 39°

N° 2 bis 1 Sus 1 Sous-Equilibre

C 150 % 66 % m 108 % = 8° Hausse G
F 90 % 100 % m 95 % = 5° Baisse G

Gagne 13°

Le zéro 100 o/o

est tantôt sus-équilibre, tantôt sous-équilibre, tantôt neutre.

Formules n°s 1 et 1 *bis*.

N° 1 C 100 % 110 m % 105 % = 5° Baisse D
F 100 % 90 m % 95 % = 5° Hausse D

Gagne 10°.

1 *bis* C 100 % 120 m % 110 % = 10° Baisse D
F 100 % 100 m % 100 % = 0° Neutre

Gagne 10°.

Formules n°s 2 et 2 *bis*

N° 2 C 100 % 90 ^{m} % 95 % = 5° Baisse G
F 100 % 80 ^{m} % 90 % = 10° Baisse G
Perd 5°.

2 *bis* C 110 % 90 ^{m} % 100 % = 0 Neutre.
F 88 % 112 ^{m} % 100 % = 0 Neutre.
Ne perd ni ne gagne.

CORRECTIONS DES POUSSÉES PRODUISANT LES FORMULES EXAGÉRÉES DE LA BIOSCOPIE

Ces poussées évoluent au-dessus de 200 o/o ou au-dessous de 50 o/o. Elles peuvent être une cause d'erreur dans l'appréciation du mode d'action des remèdes. Il faut s'en défier et recommencer quelquefois l'expérimentation d'une nouvelle formule. En voici un exemple :

C 96 % 154 %^{m} 115 % = 20° Baisse D
F 216 % 85 % ^{m} 150 % = 34° Baisse D

Le 216 o/o est une cause d'erreur. Il produit 150 o/o comme moyenne. Ce qui indique que le traitement a fait perdre 14° d'équilibre Bioscopique. Il faut corriger cette erreur en ne comparant que le 2me temps de la 1re épreuve avec le 2me temps de la 2me épreuve. C 154 °/o F 85 °/o. Le malade au lieu de perdre 14° gagne 50°.

LES FORMULES DE LA BIOSCOPIE FONT RECONNAITRE UNE MÉDICATION FAVORABLE OU INCERTAINE

LA BIOTHÉRAPIE BIOSCOPIQUE

NOUVELLE SCIENCE THÉRAPEUTIQUE ET MATHÉMATIQUE

N° 1 et 1 *bis* Baisse D

Le traitement favorable fait hausser les Baissiers D

C 110 °/o 120 °/o 115 °/o = 15° Baisse D
F 90 °/o 80 °/o 85 °/o = 115° Hausse D
Gagne 30°

Il faut toujours comparer la formule du début qui baisse à D avec la Hausse ou la Baisse du même côté.

Le traitement incertain fait baisser les Baissiers D

C 110 °/₀ 120 °/₀ ᵐ 115 °/₀ = 15° Baisse D
F 120 °/₀ 125 °/₀ ᵐ 130 °/₀ = 23° Baisse D

Perd 8°. Traitement incertain.

N° 2 et 2 *bis*. Baisse G

Le traitement incertain fait baisser les Baissiers G

C 90 °/₀ 80 °/₀ ᵐ 85 °/₀ = 15° Baisse G
F 80 °/₀ 70 °/₀ ᵐ 75 °/₀ = 25° Baisse G

Perd 10°. Traitement incertain.

Le traitement favorable fait hausser les Baissiers G

C 90 °/₀ 80 °/₀ ᵐ 85 °/₀ = 15° Baisse G
F 110 °/₀ 120 °/₀ ᵐ 115 °/₀ = 15° Hausse G

Gagne 30°. Traitement favorable.

LE PRONOSTIC SELON LES FORMULES DE LA BIOSCOPIE

Les n°s 1 et 1 *bis* sont un signe favorable de bonne résistance vitale.

Les n°s 2 et 2 bis indiquent un certain degré de faiblesse à surveiller. L'écart d'un cinquième ; écart de tierce de O à 80 °/° et de O à 125 °/₀ est normal et de résistance. — *Santé résistante.*

L'écart d'un quart et d'un tiers ; écart de quarte et quinte de 80 °/₀ à 66 °/₀ ou de 125 °/₀ à 150 °/₀ est de *Santé variable, incertaine.*

L'écart de deux cinquièmes, à l'octave, ou moitié moins et le double de 66 °/₀ à 50 °/₀ ou de 166 °/₀ à 200 °/₀ est de *Santé nerveuse ou troublée.*

Dans les maladies chroniques dangereuses l'écart le plus sérieux est de 80 °/₀ à 60 °/₀ ou de 125 °/₀ à 166 °/₀.

Nous savons que les écarts au-dessus appartiennent aux poussées nerveuses.

CHAPITRE II

2e Leçon

LA BIOSCOPIE

et l'unité de la vibration vitale à la peau des mains par les pressions sanguines, nerveuses et calorifiques de la sécrétion cutanée.

Anatomie de la peau. — L'épiderme ; le réseau muqueux de la peau, le réseau de Malpighi ; le derme ; les glandes sébacées, les poils, les ongles ; le tissu graisseux ; les glandes sudoripares organes sécréteurs de la transpiration.

Physiologie de la peau. — L'épiderme est un vernis protecteur ; le réseau muqueux reçoit l'épanouissement des extrémités vasculaires, artérielles, veineuses, les derniers ramuscules nerveux des vaso-moteurs du grand sympathique et des reflexes du cérébro-spinal. Le tout uni, confondu, entrelacé, mais invisible et introuvable pour l'anatomiste et le physiologiste. La Bioscopie seule nous donne la mesure mathématique de son inextricable fonctionalité par les pressions sanguines, nerveuses et calorifiques de la sécrétion des mains. — Si on applique un vésicatoire, c'est le réseau muqueux qui forme la poche d'eau. — Le derme est la partie solide de la peau. L'industrie le transforme en cuir. Les glandes sébacées graissent les poils et les cheveux. Le tissu graisseux sert de coussin aux glandes sudoripares. C'est avec raison que nous les considérons comme la partie la plus importante de nos recherches de dermométrie. Elles ont la forme d'une bouteille dont le goulot en spirale traverse le derme et va s'ouvrir à l'extérieur dans les mille pertuis de l'épiderme qui en compte 3.000.000.

Le jeu de ces glandes produit une quantité de transpiration évaluée par jour de 800 à 1500 gr. normalement. Son maxima après un bain de vapeur est de 2 à 3 kilos.

Avant les recherches de la Bioscopie on ne connaissait pas le travail général et bi-latéral, ni l'état actif et passif des pressions sanguines, nerveuses et calorifiques de la fonctionalité de la peau. La Bioscopie démontre par ses formules techniques que la sécrétion obéit aux mêmes lois qui régissent d'une manière connexe toutes les fonctions de l'organisme par l'équilibre et le déséquilibre.

Résumé de l'analyse chimique de la transpiration, de celle du sang, de l'urine et de la bile.

	TRANSPIRATION	SANG	URINE	BILE
Densité	0	1050	1020	0
Eau	999	781	990	815
Globules	0	135	0	0
Sucre	0	0	0	0
Matières salines	0,60	6	6	6
Matières organiques	0	10	8	0

DE LA BIOSCOPIE ET DE L'UNITÉ DE LA VIBRATION VITALE PAR LA CONTRACTION ET LA DILATATION DU CŒUR ET DU SYSTÈME ARTÉRIEL, VEINEUX ET LYMPHATIQUE.

Le cœur et la circulation forment un tout continu. Le cœur est un centre unique, il envoie et reçoit toutes les secondes par un mouvement isochrone, pulsatile et incessant, une partie de tout le sang mis en oscillation intermittente dans tout le corps. Il produit ainsi entre les deux côtés un va et vient fort régulier qui ressemble au mouvement du balancier d'une pendule. Il équilibre de la sorte le sang dans tout l'organisme ainsi que son travail général et bi-latéral. La Bioscopie s'appuie sur les équilibres et les déséquilibres de ses pressions sanguines pour admettre et prouver la véritable gamme ascendante et descendante des formules dermométriques en baisse droite ou en baisse gauche avec une hausse proportionnelle du côté opposé.

Si le travail est régulier, l'unité du mouvement mécanique est égale à droite et à gauche ; mais s'il se produit un désordre dans un organe comme celui d'une congestion du foie, les oscillations régulières des pressions sanguines ne peuvent se réparer de suite et il se manifeste par la déséquilibration des formules de la sécrétion des mains, parce que toutes les fonctions se correspondent.

DE LA BIOSCOPIE ET DE L'UNITÉ DE LA VIBRATION VITALE PAR LES NERFS VASO-MOTEURS DU GRAND SYMPATHIQUE ET LES NERFS RÉFLEXES DES CÉRÉBRO-SPINAUX : NERFS DE LA VIE DE NUTRITION ET DE LA VIE DE RELATION.

Avant les recherches de la Bioscopie, la science ne connaissait pas expérimentalement à l'état naissant le rôle de la sécrétion entrecroisée des mains. C'est par elle que nous découvrons le mode d'action dynamique des vaso-moteurs et des reflexes produisant les pressions sanguines sur les dernières ramifications capillaires des réseaux muqueux. On ignorait les rapports de la fonction cutanée avec les fonctions de l'estomac, de la bile, des reins, des ovaires, du rhumatisme goutteux, du diabète de l'albuminurie, soit dans leur état normal, soit dans leur état morbide. Les anatomistes et les physiologistes n'ont pu trouver cette relation pas plus qu'ils ont été dans l'impossibilité de poursuivre jusque dans leur dernière extrémité la dissection des filets des vaso-moteurs et des reflexes qui vont s'épanouir dans les glandes sudoripares. Les bioscopistes seuls peuvent éclairer la science dans cette importante fonction et en faire connaître tout le travail par leurs formules techniques. La Bioscopie détermine l'action réciproque des vaso-moteurs et des reflexes, tantôt unie, tantôt indépendante, leur équilibre et leur déséquilibre. Elle sait comment leur état est actif d'un côté, passif de l'autre et elle établit bien positivement que les reflexes agissent sur les vaso-moteurs comme avertisseurs du danger que les vaso-moteurs peuvent courir ou faire courir à tout l'organisme en action. Le rôle pondérateur dans l'organisme appartient au vaso-moteur. Quand un organe fonctionne régulièrement, le travail avertisseur des reflexes s'arrête à la moelle. Ils sont inconscients pour l'être tout entier, mais il en est autrement si les mouvements reflexes franchissent la moelle pour aller jusqu'au cerveau. Ils deviennent conscients pour avertir le *moi* du danger qu'il aurait à combattre si tel ou tel organe n'accomplissait pas sa fonction régulièrement. Prenons par exemple la vessie : si elle n'est pas pleine d'urine, les reflexes restent inconscients; si elle est pleine, ils en portent connaissance au *Sensorium commune*, lequel commande d'aller uriner de suite. Ce mécanisme était indispensable au jeu normal de toutes nos fonctions, car sans cette unité de vibration vitale nous n'aurions pas pu exister.

DE LA BIOSCOPIE ET DE L'UNITÉ VITALE PAR LA CHALEUR

La normale de la chaleur vitale à la peau est sous l'aisselle 37°. La chaleur morbide va de 38° à 43°. En étudiant la fièvre et comparant le pouls à la chaleur vitale, on peut établir le parallèle suivant : à 38°, pouls 96 ; à 39°, pouls 108 ; à 40°, pouls 120 ; à 41°, pouls 132 ; à 42°, pouls 144. Dans la pratique du Bioscope il faut avoir autant que possible l'égalité de chaleur entre les deux mains. C'est à cause de cela et dans ce but, quand il fait froid ou que les mains sont froides, que nous ajoutons dans le manchon une boule d'eau chaude assez petite pour être comprise entre les deux mains entrecroisées. La chaleur sèche n'a aucune action sur les aiguilles dermométriques ; il n'y a que l'évaporation de l'humidité qui agit sur elles à cause du fil hygrodermométrique. Le Bioscope est donc un simple hygromètre que la moindre vapeur d'eau met en mouvement, tant il est doué de sensibilité. Nous savons que la sécrétion des mains fait tordre le fil de gauche à droite. Nous n'étudions pas avec le Bioscope la chaleur vitale, mais bien la transpiration des mains obéissant aux pressions nerveuses de la sortie de l'eau du sang animée par les vaso-moteurs et les reflexes et les contractions et la dilatation de la chaleur vitale.

CHAPITRE III

3e Leçon

LA BIOSCOPIE

Les Maladies de l'Estomac et les pressions sanguines, nerveuses et caloriques de la sécrétion des mains.

Anatomie de l'estomac. — Il se compose d'une membrane séreuse, d'une musculeuse, d'une fibreuse, d'une muqueuse remplie de glandes à pepsine et à suc gastrique; de deux ouvertures, le cardia et le pylore; d'une grande et d'une petite tubérosités.

Digestion gastrique. — Le bol alimentaire transformé s'appelle chyme.

Composition du suc gastrique. — Il dissout les albuminoïdes, les gélatines. Il ne dissout pas l'amidon ni la graisse. Il contient : eau, 99,46; peptone, suc gastrique; divers chlorures, phosphate, oxyde de fer, acide lactique, butirique, acétique et chlorydrique.

Production des gaz. — Ils viennent de l'air et des décompositions.

Mouvement de l'estomac. — Il obéit à trois couches de muscles qui divisent et triturent le bol alimentaire. Le pylore étant fermé, celui-ci ne laisse passer que la partie la plus diluée du chyme et par intermittence.

Vomissement. — L'estomac est passif. C'est la pression du diaphragme et des muscles abdominaux qui chassent le contenu stomacal et par un mouvement qui est antipéristaltique.

Fonction de la digestion. — Il faut que la digestion rende les substances alimentaires propres à passer dans le sang. D'où la nécessité 1° de les diviser, 2° de les transformer en amidon (hydrate de carbone) et sucre, 3° de diviser les graisses et de les réduire en glycérine, 4° de dissoudre les albuminoïdes, 5° de faire passer le bol alimentaire de l'estomac dans le duodenum. — La ptyaline préside à la digestion bucale comme la pepsine à la digestion stomacale.

Conditions d'une bonne digestion. — 1° Il faut bien macher les aliments, 2° qu'ils soient chauds, 3° que l'estomac soit vide. Voici l'ordre des aliments qui se digèrent le plus vite : riz, 1 heure; œuf, saumon, truite, pomme, 1 h. 1/2 ; tapioca, orge, lait, foie, 2 heures ; dinde, agneau, porc, 2 h. 1/2 ; bœuf, mouton, volaille, 3 h. 1/2 ; veau, 4 heures. Au bout de 2 h. 1/2 l'estomac se vide. Il ne faut pas trop manger et rester sur sa faim. L'intervalle entre les repas doit être de 7 heures. Exercice modéré avant les repas. Il faut avoir chaud aux pieds en dînant et l'esprit tranquille. — La jeunesse digère plus vite que la vieillesse.

Diagnostic des maladies de l'estomac, -- La dyspepsie, la gastralgie, la gastrite, le catarrhe gastrique, la dilatation de l'estomac, la gastrite phlegmoneuse, infectieuse, l'ulcère rond et plat, l'hematemese, le cancer, l'hyperchlorydrie et l'hypochlorydrie. Dans la pratique médicale, les allopathes, les homeopathes, les dosimétristes, agissent selon leurs diverses méthodes de traitement et leur doctrine médicale.

Le *Médecin bioscopiste* obéit aux lois des formules mathématiques de l'état général et bi-latéral, de l'état actif ou passif du côté où se trouve le siège de la maladie.

CÔTÉ DE L'ESTOMAC ACTIF

Avec les n°s 1 et 1 bis, le travail du sang produit au Bioscope l'état stable ou instable d'une santé résistante, variable ou nerveuse *qui baisse à droite* de 0° à 20° ; de 20° à 34° ; de 34° à 50° et plus.

CÔTÉ DE L'ESTOMAC PASSIF

Avec la formule 2, 2 bis, le travail du sang produit au Bioscope l'état stable ou instable d'une santé résistante, variable ou nerveuse *qui baisse à gauche* de 0° à 20°, de 20° à 34°, de 34° à 50° et plus.

Voici les quatre types d'observations prises au Bioscope sur les malades atteints de maladies de l'estomac :

N° 1

C 196 % 100 % moyenne 148° = 33° Baisse D
F 118 % 125 % m 122° = 18° Baisse D
Gagne 15°

N° 1 bis

C 84 % 120 % m. 102 % = 2° Baisse D
F 114 % 78 % m 96 % = 6° Hausse D
Gagne 8°

N° 2

C 89 % 94 % m 91 % = 9° Baisse G
F 114 % 106 % m 110 % = 10° Hausse G
Gagne 19°

N° 2 *bis*

C 115 °/₀ 81 °/₀ m 90 °/₀ = 10° Baisse G
F 125 °/₀ 94 °/₀m 109 °/₀ = 9° Hausse G
Gagne 19°

Nos 1, 1 *bis* indiquent un *pronostic* de bonne résistance vitale.

Nos 2, 2 bis sont l'indice d'une *faiblesse* à surveiller.

Les poussées nerveuses exigent quelquefois à recommencer la formule.

Traitement à Vichy. — Il faut de préférence choisir la source de l'Hôpital.

Source de l'Hopital

Cette source est située sur la place Rosalie ; elle n'a pas été forée et y jaillit naturellement. Sa projection est continue quoique intermittente. Elle débite 60.000 litres par jour. De mémoire d'homme, elle ne s'est jamais arrêtée. Sa vertu est d'adoucir le système nerveux de l'estomac en même temps qu'elle favorise la digestion. Elle est moins active que la *Grande Grille*. Elle rend le suc gastrique moins acide et excite l'appétit. Les formules de la Bioscopie prouvent qu'elle équilibre les pressions sanguines et nerveuses de l'état général et l'expérience médicale traditionnelle de siècle en siècle a prouvé qu'il n'y avait pas de meilleure source au monde pour rétablir les estomacs délabrés, quelle que fut l'affection dont ils puissent être atteints, à la condition toutefois d'en user modérément. Elle à 31° de température.

L'analyse chimique y découvre : acide carbonique 1 gr 067 ; bicarbonate de soude, 5,290 ; protoxyde de fer, 0,004 ; arseniate de soude, 0,002 ; chlorures et sulfates de soude, 0,518. Total de sa minéralisation : 8,220.

RÉGIME PRESCRIT PAR LES BIOSCOPISTES

Règles générales d'un bon régime. — Pour composer un régime, il faut : 1° déterminer les besoins du corps d'après l'âge, le sexe, la constitution, le travail, le climat; 2° choisir les aliments selon leur qualité, leur pouvoir nutritif, les propriétés appétissantes, leur facilité à être digérés et le prix de chacun d'eux; 3° associer les aliments de manière à ce qu'ils ne nuisent pas à l'appétit, ne surchargent pas les fonctions digestives; 4° préparer les aliments par les meilleurs procédés culinaires; 5° enfin distribuer la nourriture de chaque jour par des repas bien ordonnés.

L'expérience nous apprend que trois repas par jour, de la nature la plus simple, sont ce qui convient le mieux à tous les tempéraments. Le déjeûner, pour satisfaire au besoin causé par un long jeûne et réparer les pertes produites pendant la nuit par les sécrétions. Le dîner, dans le milieu du jour, pour soutenir l'organisme pendant les fatigues causées par le travail, et un léger repas à la nuit, sous forme de souper, pour restaurer le corps et provoquer les sécrétions pendant la nuit.

La proportion des repas est de un pour le souper, un et demi pour le déjeûner et deux pour le dîner.

Il faut associer les aliments de telle manière qu'ils ne paralysent pas l'appétit, qu'ils ne surchargent pas les facultés, et en outre qu'ils soient changés de temps en temps, non seulement dans leur nature, mais dans les manipulations, dans la manière de les préparer et de les assaisonner. S'il y a dans la nourriture trop ou trop peu de ces principaux éléments, il en résultera bientôt divers dérangements dans le système.

Un excès d'aliments respiratoires déterminera le développement de la graisse, gênera la nutrition des tissus musculaires ; ceux qui mangent beaucoup de riz, de pommes de terre et d'autres éléments farineux ou féculents; ceux qui boivent beaucoup de bière ont ordinairement un extérieur bouffi, et sont peu capables d'exercice. D'un autre côté, lorsque les éléments plastiques de la nourriture sont en excès, l'organisme est surexcité; il se forme trop de sang, ce qui prédispose aux maladies de nature pléthorique.

Le manque de nourriture est suivi de délabrement général de l'organisme. Les annales de tous les peuples prouvent qu'il existe d'étroits rapports entre la peste et la famine.

Les résultats morbifiques d'un excès ou d'un défaut de matières salines ne sont pas moins importants. Le sel est nécessaire dans l'alimentation.

Il faut mêler les aliments plastiques animaux et les végétaux; il faut se rappeler, dans la proportion des aliments végétaux, que tous les tissus corticaux et ligneux, comme les peaux de fruits et l'écorce des céréales, ne peuvent être digérés, et que, par suite de leur action irritante, ils entraînent la nourriture dans le canal alimentaire et en font perdre une partie. Il est donc nécessaire que tous ces tissus soient enlevés aussi complètement que possible.

Il n'y a pas de règle absolue pour l'alimentation : ce qui est bon pour les uns est mauvais pour les autres.

Les aliments de premier ordre sont le lait et ses dérivés, le bouillon, le consommé, les viandes de toute sorte, l'extrait de viande Liebig, les farines, surtout celle de froment, le pain, les œufs, les poissons et certains légumes en purée.

Parmi les boissons, nous trouvons : le vin, la bière, le cidre, le thé, le caté et le cacao.

RÉGIME DES BIOSCOPISTES
FORMULES N°s 1 et 1 *bis*

Régime débilitant. — Deux repas : 10 heures et 5 heures.

Potage matin et soir au tapioka, au lait ou au bouillon; purée de pommes de terre, de lentilles, revalescière, farine mexicaine, épinards accomodés au jus ou au maigre. Très peu de pain, pommes cuites, pruneaux, biscuits de Reims ou à la Cuillère, fruits de saison; pour boisson de l'eau rougie avec du vin de Bordeaux.

Régime adoucissant. — Trois repas par jour : 7 h, 1|2, 11 heures, 6 heures; un potage le matin au premier déjeuner, un plat de viande blanche le matin, un plat de viande blanche le soir; il est permis, tous les deux jours, au deuxième déjeuner, un rôti de filet de bœuf.

Aliments recommandés. — Potage gras au vermicelle, tapioka, pâte d'Italie, soupe au pain; potage maigre à la purée de pommes de terre, de carottes, de lentilles, de maïs; soupe au lait, au potiron; œuf à la coque, bouillon au jus, jeunes poulets, un peu de bœuf, de mouton, de veau, de menu gibier à plume, rôti ou grillé; poisson: jeune truite, brochet, éperlan, merlan, limande, sole, huîtres; légumes: pommes de terre, pois verts, haricots verts, purée de lentilles, riz au gras, au maigre, asperges, artichauts, carottes nouvelles, laitue, chicorée cuite, épinards; fruits: cerises, abricots, pommes, poires, raisins, figues fraiches, prunes, pruneaux, fraises, le tout très mur; crème fouettée, fromage à la crème, charlotte soufflée, compote, marmelades de confitures.

Préparations. — Viandes rôties, grillées, braisées; blanquettes fricassées; poisson cuit à l'eau, au sel, au court-bouillon, à la sauce blanche; légumes à l'eau, à la sauce blanche, sautés au beurre; cuisine très peu épicée; sel, sucre, beurre frais, fruits crus, vinaigre petite quantité; sauces: sauce blanche à la maître-d'hôtel, à la hollandaise.

Boissons. — Vin de Bordeaux, lait d'ânesse, de vache.

Aliments défendus. — Bœuf, mouton, pigeon, dinde, canard, gibier, toute charcuterie; pas de poisson salé, ni moules, ni homard; pas de légumes secs, à l'exception des purées; pas de truffes, ni de crudités, ni de salade; pas de fruits secs, pas mûrs; pas de marrons, ni noix, ni olives; pas de fromage de haut goût; pas de pâtisserie, excepté le biscuit de Reims ou à la Cuillère; pas de ragoûts, de gratins, de friture, de beignets, d'épice, de vinaigre, d'acides, de poivre, de moutarde, de hors-d'œuvre et de sauce composée.

Le vin de Bordeau sera coupé d'eau de la source Saint-Yorre, Source Léon.

RÉGIME DES BIOSCOSPISTES FORMULES n°s 2 et 2 *bis*

Régime fortifiant. — Quatre repas par jour : sept heures et demie, onze heures et demie, trois heures et demie, six heures et demie.

Deux plats de viande noire le matin au second déjeuner.

Deux plats de viande, l'un noire, l'au- blanche, au dîner.

Le déjeuner sera composé d'un potage gras ou d'un chocolat copieux.

Le goûter sera composé d'un œuf à la coque, d'un peu de confiture et d'un verre de vin pur vieux.

Aliments recommandés. — Potages gras au salep, tapioka, d'arrow-root, soupe au pain, bouillon consommé; œuf à la coque; bouillon au jus; viande: bœuf, mouton, pigeon, caneton, gibier sauvage, rôti, grillé, braisé; beaucoup de viande, peu de pain; jus de côtelettes de mouton; le beafteack et le rumsteack saignants; la viande crue hachée; tous les poissons, le homard n'est pas excepté; tous les légumes sont bons, surtout ceux qui sont accommodés au jus de viande.

Le dessert peut comprendre tous les fruits et toutes les gourmandises.

Aliments réservés. — Les potages maigres ; les viandes blanches, comme le veau, l'agneau, le cochon de lait ; peu de légumes herbacés ; peu de fruits acides, peu de pâtisserie ou friture, et pas trop de sauce.

Boisson : Bourgogne, Bordeaux ; eau ferrugineuse comme l'eau Léon, de Saint-Yorre ; café noir, thé, et un peu de liqueur ; bouillon froid entre les repas.

Boisson défendue. — Ni vin blanc ni Champagne.

Régime relâchant. — Trois repas par jour, ou deux, selon le tempérament.

Ce qu'il faut surtout éviter. - L'oseille, la groseille, les acides, la charcuterie, les sauces épicées, le gibier sauvage, les poissons à écailles, les fritures, les féculents secs comme les pois, les haricots secs ; la pâtisserie, le poivre, les hachis, la graisse et le beurre en trop grande quantité, le vin pur, les liqueurs, les alcools.

Aliments recommandés. Potages gras ou à la purée de pommes de terre, au maïs, aux carottes, aux herbes, au potiron ; bouillon de poule alterné avec le bouillon de bœuf ; potage au lait.

Viande. — Filet de bœuf, pigeons jeunes, canetons ; viandes blanches : veau, poulet, dinde ; poissons de toute sorte, excepté le homard et les moules ; légumes verts de toute sorte ; omelettes ; dessert : cerises, fraises surtout, raisin, pommes ; pain de seigle et de son.

Préparation. — Viandes grillées, rôties ou braisées, blanquettes fricassées ; poisson à l'eau, sauce douce à l'huile d'olive ; légumes à l'eau et au beurre frais ; du reste, peu de beurre et de corps gras.

Boisson. — Vieux vin de Bordeaux, coupé eau Léon Saint-Yorre.

Pruneaux laxatifs du dessert.— Nous recommandons au dessert du dîner, depuis fort longtemps dans notre clientèle, un, deux ou trois pruneaux laxatifs; cette pratique nous a toujours donné les meilleurs résultats chez les personnes constipées.

Préparation de ces pruneaux. — On prend 16 grammes de follicules de casse ou de séné, on fait une infusion dans trois quarts de verre d'eau bouillante; on laisse l'infusion se faire pendant trois quarts d'heure; on passe ensuite à travers un linge et on jette les feuilles. Dans l'infusion, on ajoute seize pruneaux, un verre de vin de Bordeaux, un peu de canelle, du sucre, deux tranches de citron et on fait bouillir jusqu'à réduction, de bons pruneaux de dessert.

CHAPITRE IV

4ᵉ Leçon

LA BIOSCOPE

les maladies du Foie et les pressions sanguines, nerveuses et calorifiques de la sécrétion des mains.

Anatomie du foie, — Il comprend : 1° une surface supérieure soutenue par le ligament suspenseur du foie; 2° une face inférieure avec un lobe gauche, un lobe droit, le sillon horizontal de la veine ombilicale, du canal veineux, l'éminence porte, séparé du sillon transverse de la veine porte, de l'artère hépatique, des conduits hépatiques, de la vésicule biliaire, de la veine cave inférieure; 3° un bord supérieur, inférieur et le ligament coronaire.

Structure du foie. — 1° une enveloppe séreuse avec ligament supérieur, coronaire, épiploïque gastro hépatique; 2° la

Capsule de Glisson, enveloppe propre du foie, gaine des vaisseaux et granulations hépatiques, lesquelles sont formées par les veines hépatiques, l'artère hépatique, la veine porte. Les vaisseaux afférents sont : la veine porte, la veine ombilicale, l'artère hépatique. Les vaisseaux efférents sont : les veines hépatiques lymphatiques, les canaux biliaires. Les nerfs viennent du grand sympathique et des cérébro-spinaux. Les voies biliaires sont : le conduit hépatique, la vésicule biliaire, les canaux Cystique et Cholédoque.

De la bile. — Elle est verte, amère, alcaline. Densité 1027, eau 85 o/o, glycocolate de soude, taurocholate de soude 9, Cholestérine 0,26, oléine 0,95, matière colorante 2,08, chlorure de sodium 0,20, sulfate de soude, 0,04, phosphate de soude 0,95.

Production de la bile. — La paralysie des nerfs hépatiques n'influence pas la sécrétion biliaire, pas plus que la ligature des artères. Seule, la ligature de la veine porte arrête sa production.

La bile est-elle fabriquée dans le foie? Oui. Elle n'y arrive pas toute faite.

Quantité de bile produite en 24 heures. — De 1200 à 1500 grammes. Elle se produit surtout au moment des repas et de la digestion. Elle est la cause principale de la seconde digestion avec le concours du suc pancréatique. Elle élimine les poisons. En rentrant dans le sang, elle ne l'empoisonne pas. Elle ralentit les mouvements du cœur et dissout les globules rouges.

Diagnostic des maladies du foie. — Le mot colique hépatique résume toutes les maladies du foie. On lui distingue : la congestion du foie, l'hépatite aiguë et chronique, l'hypertrophie du foie, l'abcès, le catarrhe des voies biliaires, la lithiase, la cirrhose atrophique et hypertrophique, l'ictère grave, le cancer, la syphilis, le foie syphilitique, amyloïde, les kystes hydatides.

Clinique des Médecins Bioscopistes

CÔTÉ DU FOIE PASSIF

Les formules nos 1, 1 bis indiquent la baisse droite qu'il faut transposer de la hausse G.

CÔTÉ DU FOIE ACTIF

Les formules nos 2, 2 bis déterminent la baisse gauche qui est directe.

Voici les quatre types d'observations prises sur des malades atteints du foie :

N° 1

C 208 °/₀ 129 °/₀ m 168 °/₀ = 40° Baisse D
F 108 °/₀ 88 °/₀ m 98 °/₀ = 2° Hausse D

Gagne 42°

N° 1 bis

C 80 °/₀ 180 °/₀ m 130 °/₀ = 23° Baisse D
F 105 °/₀ 109 °/₀ m 107 °/₀ = 7° Baisse D

Gagne 16°

N° 2

C 60 °/₀ 75 °/₀ m 67 °/₀ = 33° Baisse G
F 71 °/₀ 96 °/₀ m 84 °/₀ = 16° Baisse G

Gagne 17°

N° 2 bis

C 150 °/₀ 66 °/₀ m 108 °/₀ = 8° Hausse G
F 68 °/₀ 83 °/₀ m 75 °/₀ = 25° Baisse G

Gagne 33°

Les n°s 1 et 1 bis indiquent un pronostic de résistance vitale.

Les n°s 2 et 2 bis sont l'indice d'une certaine faiblesse.

Les poussées nerveuses forcent quelquefois le Bioscopiste à recommencer la formule. Dans l'application thérapeutique des maladies du foie, les médecins changent de méthode et de médicaments suivant leurs doctrines différentes. Jusqu'à présent notre méthode n'est pratiquée par aucun docteur. Or nous pouvons prouver à Vichy la vérité de nos observations prises en quantité considérable tous les ans. Nous pouvons donc assurer que les médecins allopathes, homéopathes et dosimétristes ont tous à contrôler le mode d'action de leurs médicaments par la méthode mathématique de la Bioscopie.

A Vichy on choisit la source de la Grande-Grille contre les maladies du foie. — La *Grande-Grille* sort de terre naturellement, au nord du grand établissement thermal. Elle a 41° de chaleur. Son flot minéral est un jet continu et intermittent, on ne l'a jamais vu s'arrêter. Les cures qu'elle a produites sont surprenantes et constantes. Les fidèles de la *Grande-Grille* ne peuvent la voir sans un profond sentiment de vénération. Ils la boivent avec le plus grand plaisir, comme avec volupté. Mais il faut que les malades se fassent une raison pour ne pas en trop boire, car cette source serait dangereuse si on en buvait trop. Elle débite 90.000 litres par jour. Sa force d'expulsion est causée par la sortie du gaz carbonique qui l'accompagne Son volume est à peu près toujours le même et sa composition chimique invariable. Transportée en bouteilles dans le monde entier, elle perd de sa valeur bue à la source.

Voici sa composition chimique :

Acide carbonique, 0,908 ; bicarbonate de soude, 4,883 ; protoxyde de fer, 0,004 ; arseniate de soude, 0,002 ; sulfate et phosphate de soude, 0,340.

Nous prescrivons le régime selon les formules du Bioscopiste n°s 1 et 1 bis ; n°s 2 et 2 bis, indiqués à l'article maladies de l'estomac.

CHAPITRE V

5e Leçon

LA BIOSCOPIE

Les maladies des intestins et les pressions sanguines, nerveuses et calorifiques de la sécrétion des mains.

Anatomie des Intestins. — L'intestin grêle fait suite à l'estomac. Il se compose du duodénum, du jéjunum, de l'iléon. Il s'attache au gros intestin par la valvule ileo-cœcale et l'appendice. Le gros intestin continue sous les noms de cœcum, colon ascendant, colon transverse, colon descendant avec l'S iliaque et le rectum.

Sa structure est formée d'une membrane séreuse, d'une musculeuse, d'une fibreuse, d'une muqueuse dans laquelle il y a les valvules conniventes, les follicules et les plaques de péyer.

Le chyle est un liquide intestinal qui contribue à la digestion avec le suc intestinal. Les vaisseaux chylifères pompent le chyle, le portent dans le canal thoracique et, par lui, dans les veines sous-clavières d'où il se répand dans le sang.

Analyse du suc intestinal. — Il est jaune, alcalin. Il dissout la fibrine, les albuminoïdes. Sa densité est 1,011. Il contient : matières solides, 2 gr. 50, du carbonate de soude et de la fibrine.

Fonctions de l'intestin grêle. — Le suc intestinal absorbe la graisse et il a un mouvement continu péristaltique. — Le gros intestin expulse les excréments. Il est capable d'absorption. Les fèces ou matières fécales pèsent ordinairement 300 grammes.

Analyse des matières excrémentitielles — Il y a de l'eau, du résidu alimentaire, de la la cellulose, de la graisse, de la bile; les cendres présentent 29 o/o de carbonate, des sulfates, des phosphates, des chlorures, du fer, des épithélium.

La défécation expulse les matières retenues dans le rectum avant d'être chassées volontairement.

Diagnostic des maladies intestinales. L'entérite, la gastro-entérite, la dyspepsie bilieuse, intestinale, flatulente, le catarrhe intestinal, la typhlite, la pérityphlite, l'apendicite, la dyssenterie, l'occlusion intestinale, le cancer de l'intestin. Toutes ces maladies ont souvent comme complication : la péritonite.

CLINIQUE DU MÉDECIN BIOSCOPISTE

Les formules n°s 1 et 1 *bis* indiquent la baisse droite qu'il faut transposer de la Hausse G.

Les formules n°s 2 et 2 *bis* déterminent la baisse gauche qui est directe.

Voici les quatre types d'observations prises sur des malades atteints des maladies de l'appareil intestinal :

N° 1

C 118 % 119 %m 119 % = 17° Baisse D
F 100 % 92 %m 95 % = 5° Hausse D

Gagne 22°

N° 1 *bis*

C 84 % 112 %m 98 % = 2° Hausse D
F 107 % 112 %m 110 % = 10° Baisse D

Gagne 12°

N° 2

C 73 % 93 %m 83 % = 17° Baisse G
F 72 % 109 %m 90 % = 10° Baisse G

Gagne 7°

N° 2 *bis*

C 120 % 85 %m 102 % = 2° Hausse G
F 125 % 100 %m 112 % = 12° Hausse G

Perd 10°

Les n°s 1 et 1 *bis* indiquent un pronostic de bonne résistance vitale.

Les n°s 2 et 2 *bis* sont l'indice d'une faiblesse à surveiller.

Pour connaître le résultat vrai d'une médication il faut se défier des poussées parfois cause d'erreurs

Dans l'application thérapeutique des maladies intestinales, les médecins changent de méthode sans tenir compte de l'état général, ni de l'état actif ou passif du côté où siège la maladie. Ils ne connaissent pas la Bioscopie et sa technique. Nous pouvons affirmer qu'ils seront bien plus sûrs de leur traitement s'ils adoptent les formules du Bioscope. Ils ne peuvent douter des résultats que nous avons publiés tous les ans sur le traitement thermal de Vichy.

A Vichy, les bioscopistes choisissent *la Source Chomel* contre les maladies des voies intestinales.

La source *Chomel* est la plus chaude

des Sources de Vichy. Elle a 44° de température. Elle est la plus douce sur les muqueuses. C'est la plus abondante, 250.000 litres par jour. Elle ne jaillit pas à la surface du sol dont elle est distante à 3 mètres de profondeur. On peut aller la visiter en allant dans les sous-sol où elle a conservé le nom de *Puits carré*. L'analyse chimique y trouve: acide carbonique, 0,908; bicarbonate de soude, 5.091, protoxyde de fer, 0,004, sulfate et phosphate, 0,300. Nous la considérons comme le type de toutes les Sources de Vichy.

Nous prescrivons le régime alimentaire selon les formules n°s 1 et 1 bis; 2 et 2 bis; indiqué à l'article: Maladie de l'Estomac.

CHAPITRE VI

6me Leçon

LA BIOSCOPIE

les Maladies des Voies urinaires et les Pressions sanguines, nerveuses et calorifiques de la Sécrétion des mains.

Anatomie de l'Appareil urinaire. — Il comprend : les capsules surénales, les reins, les uretères, la vessie, la prostate, l'urètre.

Analyse de l'Urine normale. — Couleur ambrée, réaction acide, densité, 1020, sucre néant, albumine néant, urée 13 grammes, acide urique 0,40 cent., sels urinaires 7 grammes, matières organiques 8, eau 971 grammes.

Urine patologique. — On lui trouve du sucre, de l'albumine, de la bile, des sédiments, des calculs, des globules sanguins, du mucus, du pus, la pierre et des épithelium de diverses natures.

Mode de formation de l'Urine. — Elle est préformée dans le sang. Les reins ne font que lui servir de passage et de crible. Sa quantité ordinaire en 24 heures est de 1200 à 1500 grammes.

Anatomie des Reins. — 1° Une capsule composée de graisse; 2° une substance corticale avec les conduits de Ferrein, 3° les tubes de Bellini qui aboutissent au calice, 4° des vaisseaux; 5° des conduits sécréteurs, le bassinet et l'origine de l'uretère.

La Vessie comprend: un corps, un commet, un bas-fond, un col, des colonnes fibreuses. Elle est recouverte par le péritoine; elle est constituée avec une musculeuse, diverses fibres du sphincter du col, une muqueuse, des vaisseaux, des nerfs. Son col est entouré par la prostate.

Urètre. — Il a une portion prostatique avec l'ouverture des conduits éjaculateurs, une portion membraneuse, une spongieuse ou caverneuse, un gland divisé en couronne, méat urinaire, fosse naviculaire, prépuce.

Maladies de l'Appareil urinaire. - La colique néphrétique simple lithiasique, la congestion des reins, la néphrite aigue et chronique qui, devenue grave, constitue la maladie de Bright, l'hématurie, le rein mobile, la cystite aiguë, chronique, le catarrhe de vessie, le cancer, la tuberculose, la blennorrhagie.

La cause des affections de l'intestin sont rapportées à l'abus d'une alimentation et de boissons trop acides, à l'alcool, au vin pur, aux viandes altérées, à la charcuterie, aux choux, aux champignons et à trop fumer, ainsi qu'à tous les surmenages.

CLINIQUE DU DOCTEUR BIOSCOPISTE

Les formules n° 1 et 1 bis indiquent la baisse droite et son degré qu'il faut transposer de la Hausse G.

Les formules n° 2 et 2 bis déterminent là baisse gauche et son degré qui sont directs.

Voici les quatre types d'observations prises sur des malades atteints de l'intestin :

N° 1 C 196 % 100 %^{m} 148 % = 33° Baisse D
F 118 % 125 %^{m} 122 % = 18° Baisse D
Gagne 15°.

1 *bis* C 80 % 114 %^{m} 97 % = 3° Hausse D
F 116 % 88 %^{m} 102 % = 2° Baisse D
Gagne 5°.

N° 2 C 77 % 73 %^{m} 75 % = 25° Baisse G
F 138 % 100 %^{m} 119 % = 16° Hausse G
Gagne 41°.

2 *bis* C 114 % 83 %^{m} 98 % = 24° Baisse G
F 126 % 88 %^{m} 107 % = 7° Hausse G
Gagne 9°

Les n°s 1 et 1 bis indiquent *Un pronostic* de résistance vitale.

Les n°s 2 et 2 bis sont l'indice d'une certaine faiblesse.

Les pressions nerveuses sont quelquefois cause d'erreur.

Dans l'application thérapeutique des maladies urinaires, les médecins suivent des doctrines et des remèdes différents, selon qu'ils sont allopathes, homéopathes ou dosimétristes. Aucune de ces méthodes n'a été dirigée et contrôlée par les formules mathématiques de la Bioscopie. Nous cherchons à initier tous les médecins à se servir de notre procédé pour juger de la valeur de leurs médicaments appliqués à chaque individualité pour une même maladie. Notre méthode est mathématique et peu sujette à l'erreur. Jusqu'à présent, nous n'avons expérimenté que sur le traitement thermal de Vichy, il faut à présent juger des autres médications en leur faisant subir le contrôle de l'expérimentation biothérapique.

A Vichy, on choisit de préférence, contre les maladies de l'appareil urinaire, le matin, une source chaude et l'après-midi les *Célestins*.

Source des Célestins. — Il y avait trois sources des Célestins, on n'en utilise plus qu'une, la *Source Nouvelle*, dite de la Galerie vitrée. Nous avons été le médecin des ouvriers qui ont creusé à la mine cette source, en 1869. Elle est située sur le bord de l'Allier et creusée dans le rocher des Célestins qui est formé de dépôts de ses sources appelés Aragonites. Elle est située dans un site charmant; on voit de là toutes les montagnes du Forez. Cette source est réputée bienfaisante dans toutes les affections dans lesquelles domine l'acide urique : la goutte, la gravelle, le rhumatisme, le diabète.

Elle est mal supportée dans les maladies de l'estomac et du foie. Elle a une température très basse, 8°. Elle est trop froide pour beaucoup de personnes. Nous sommes souvent obligé de la faire boire par petites gorgées ou avec une paille. — Son débit diminue chaque année, et nous prévoyons le temps où les malades, avec un Decauville, seront obligés d'aller boire à la source Léon-Saint-Yorre, sa congénère.

Analyse. — On y trouve : acide carbonique, 1,069; bicarbonate de soude, 5,103; protoxyde de fer, 0,004 t sulfate et phosphate de soude, 0,4 00; arseniate de soude, 0,003.

Les docteurs bioscopistes prescrivent le régime alimentaire n°s 1 et 1 *bis* ; n°s 2 et 2 *bis*, selon les indications décrites à l'article maladies de l'estomac.

CHAPITRE VII

7e Leçon

LA BIOSCOPIE

les Maladies des femmes et les Pressions sanguines, nerveuses et calorifiques de la sécrétion des mains.

Anatomie et physiologie de l'appareil génital de la femme. — Il comprend les *ovaires*, qui ont une enveloppe péritonéale, une fibreuse, un tissu spongieux, dans lequel se logent les vésicules de Graff, un corps jaune d'où s'échappe l'œuf de la femme. Le poids de l'ovaire n'est que de quelques grammes. Les trompes de Faloppe servent à conduire les ovules dans l'utérus, ainsi que le sang de la menstruation. Tout cet appareil ovarique est enveloppé dans un rideau composé des ligaments larges et ronds.

L'*utérus* se compose d'un fond, d'un

corps, d'une cavité et d'un col. Il y a une séreuse, une fibreuse, une muqueuse et un tissu cartilagineux qui devient musculeux pendant la grossesse. Il y a aussi des veines, des artères, des nerfs, des lymphatiques. Le *vagin* est long de 12 à 15 centimètres. Il s'attache au col de l'utérus et s'ouvre à la vulve. Il y a des muscles contractiles, une muqueuse avec des grandes et petites lèvres, un méat urinaire, un périnée. Les fonctions utérines n'ont qu'un but : la conception, la fécondation, la grossesse, la naissance de l'enfant. En dehors de la grossesse, il y a la menstruation qui le prépare.

Diagnostic des maladies de la femme. — La dysménorrhé, les métrorrhagies, la métrite aiguë et chronique, l'ulcération du col, les déplacements de l'utérus, l'ovarite aiguë et chronique, le kyste de l'ovaire, la périmétrite, la vaginite simple et infectieuse, la leucorrhée, le prurit vulvaire.

CLINIQUE DU MÉDECIN BIOSCOPISTE

Les formules n°s 1 et 1 *bis* indiquent la baisse droite et son degré qu'il faut transposer de la Hausse G.

Les formules n°s 2 et 2 *bis* déterminent la baisss gauche et son degré qui sont directs.

Voici les quatre types d'observations prises sur des malades atteints de la maladie des femmes :

N° 1

C 196 % 100 % moyenne 148° = 33° Baisse D
F 118 % 125 % m 122° = 18° Baisse D

Gagne 15°

N° 1 bis

C 84 % 120 % m 102 % = 2° Baisse D
F 114 % 78 % m 96 % = 6° Hausse D

Gagne 8°

N° 2

C 89 % 94 % m 91 % = 9° Baisse G
F 114 % 106 % m 110 % = 10° Hausse G

Gagne 19°

N° 2 *bis*

C 115 ‰ 81 ‰^{m} 98 ‰ = 2° Baisse G
F 125 ‰ 94 ‰^{m} 109 ‰ = 9° Hausse G

Gagne 11°

Il faut souvent corriger les poussées nerveuses.

Dans l'application thérapeutique des maladies des femmes, les médecins ont souvent un diagnostic et une médication personnels; d'où une variabilité très grande dans le savoir et l'expérience du praticien.

Aucun d'eux ne procède par la voie du contrôle des formules bioscopiques; aucun d'eux n'est sûr de la réussite, ni d'avoir la satisfaction d'avoir obéi à une méthode et à une doctrine positive exacte.

Nous ne saurions trop engager le corps médical à adopter notre système de diagnostic et de direction thérapeutique.

A Vichy, on choisit de préférence Lardy ou Mesdames contre les maladies des femmes. La *source Lardy* est située à côté du parc des Célestins. C'est une source forée à 130 mètres de profondeur. Elle possède un établissement de bains. Sa température est de 23°. Elle se distingue des autres sources par sa composition chimique qui révèle : protoxyde de fer, 0,028 ; bicarbonate de soude, 4,910 et arséniate de soude, 0,003. Cette composition doit la faire considérer comme la plus tonique des sources de Vichy, et on la conseille aux jeunes filles chlorotiques, aux femmes et aux personnes débiles. On a l'habitude d'envoyer tous les buveurs d'eau à Lardy, le soir après dîner, à cause de ses propriétés digestives et laxatives et comme but de promenade hygiénique.

La *source Mesdames* est située sous la galerie de la Grande-Grille. Elle vient de Cusset, en faisant trois kilomètres avant de jaillir à Vichy dans sa vasque. Elle est froide et très agréable à boire. Elle a, comme celle de Lardy, protoxyde de fer, 0,028. Elle jouit des mêmes propriétés que Lardy, mais on n'y va pas autant.

Le régime alimentaire conseillé par les Bioscopistes est prescrit selon les formules n°s 1 et 1 *bis* ; n°s 2 et 2 *bis*.

Voir à l'article Maladies de l'Estomac.

CHAPITRE VIII

8me Leçon

LA BIOSCOPIE

L'Arthritisme, le Rhumatisme goutteux, la Diathèse Urique et les Pressions sanguines, nerveuses, calorifiques de la Sécrétion des mains.

Diagnostic. — Le Rhumatisme articulaire se reconnaît à des attaques ayant pour siège les grandes ou petites articulations. *La Goutte* s'attaque de préférence aux pieds et aux mains. Ces attaques coïncident avec la présence de l'acide urique dans le sang et une disposition héréditaire qui en fait une maladie constitutionnelle.

Formation et production du rhumatisme goutteux arthritique. — La transmission de la goutte héréditaire est un fait bien acquis. (*Podagre sœpe fluit a parentum initio).* En 1840, l'Académie de médecine de Paris a présenté sur 800 cas de goutte 340 prédispositions héréditaires. La goutte provient plus souvent du père que de la mère. Le défaut d'exercice, des repas très riches sont souvent cause du Rhumatisme goutteux. Pétrarque a dit : « Si tu veux vivre à l'abri de la goutte, il faut vivre pauvrement ». Il y a beaucoup de médecins goutteux ; l'accumulation de l'acide urique dans le sang en est la cause. On voit beaucoup de goutteux parmi les personnes qui font abus d'alcool, de thé, de café. Cette altération du sang peut n'être que temporaire et sans suite, si les conditions de la vie sont modifiées en temps utile. Dans le cas contraire, elles persistent d'une manière latente. Il suffit d'un excès de table, d'un surmenage, d'une émotion, d'une indigestion, d'un refroidissement pour déterminer l'explosion d'une attaque comme aussi elle peut éclater spontanément par ce que l'élimination de l'acide urique par les reins a diminué subitement.

Caractère anatomique du rhumatisme goutteux. — Ils sont constitués par un dépôt d'urate de soude dans les tissus appelés tophus s'ils sont articulaires. Ces dépôts d'apparence crétacés forment des amas siégeant au voisinage des jointures. Le docteur Garod en a démontré la constance dans la goutte articulaire aiguë et chronique. Il a fait reconnaître par la science que l'influence du rhumatisme goutteux est inévitablement accompagnée de dépôts d'urate de soude et de sa coïncidence dans le sang, dans les articulations et dans les reins.

Il y a trois sortes d'altérations dans l'arthritisme : 1° celle du sang, 2° celle des articulations, 3° celle des reins.

Symptômes et signes du rhumatisme goutteux. — Il y a trois groupes : 1° La Goutte franche quand elle se borne aux articulations. 2° La Goutte insidieuse si elle s'adresse aux viscères sans s'attaquer aux articulalions. 3° La Goutte compliquée qui va des articulations aux viscères et réciproquement.

1° *Goutte aiguë articulaire.* — La première attaque peut surgir sans prodromes, comme aussi le malade peut en être averti. Cette attaque est nocturne, le bien-être peut la précéder. Au bout de quelques heures de sommeil, de 1 heure à 3 heures du matin, le malade est réveillé par une douleur qui occupe la pulpe de l'un des gros orteils; puis un petit frisson, un malaise fébrile, des douleurs sans pareilles. Après quelques heures de souffrance qui sont une vraie torture, les phénomènes s'appaisent, des sueurs modérées se produisent et le malade s'endort avec l'orteil qui reste gonflé. La peau d'un rouge foncé est tendue et luisante. La jointure est douloureuse à la pression, les veines qui en partent sont dilatées et turgescentes.

L'accès est fini. Ce n'est que le premier anneau de la chaîne plus ou moins longue qui continuera. Le jour se passe bien, mais la nuit ramène les accidents de la veille. Une seconde remittence a lieu le matin et cela continue plusieurs jours et souvent davantage. Le pouls est fébrile pendant l'accès. L'appétit et les facultés digestives sont intacts. Les accès s'en vont peu à peu jusqu'à la remittence complète. Il ne reste au pied que du gonflement de l'œdeme. La rougeur s'est effacée ; la desquamation survient avec une petite desquamation épidermique. Le docteur Garod dit que la quantité d'acide urique est au maxima, au début de l'attaque, 0,30 cent.

2° *La Goutte viscérale aiguë.* — Elle peut exister sur le tube digestif : estomac, intestin, foie, pancréas, reins, vessie, ovaire, utérus. Elle présente les phénomènes de la colique gastrique, hépatique, intestinale, pancréatique, néphrétique, utérine, ovarienne. La goutte viscérale qui agit sur le cœur produit l'angine de poitrine ; sur le poumon, l'accès d'asthme. Sur l'encéphale et la moëlle, la congestion cérébrale ou myélitique. Elle produit l'hémiplégie comme dans l'hémorrhagie cérébrale, sauf qu'elle est passagère. Sur le sang et les vaisseaux, la goutte peut donner lieu à l'embolie, à la sclérose, à la phlébite ; sur le système nerveux du grand sympathique et du cérébro-spinaux à toutes les névroses même simulant l'hystérie et l'épilepsie ; sur la peau à toutes les manifestations de l'herpétisme. Sous les aisselles des arthritiques, la chimie constate que dans la sueur il y a de l'urate de soude. Elle peut aller porter le désordre dans les organes de la génération.

3° *Goutte articulaire et viscérale.* — Si ces deux manifestations rhumatismales goutteuses se manifestent à la fois sur la même personne, le diagnostic est facile après l'accès de goutte ou de rhumatisme la colique hépatique ou néphrétique.

Goutte chronique et articulaire viscérale, ou viscéro-articulaire. — Elle est consécutive au rhumatisme qui l'a précédée. La goutte chronique peut être d'emblée; elle diffère de l'aigüe par l'apyrexie; elle dépose dans les articulations des amas d'urate qui attaquent tous les tissus. C'est le tophus qui déforme les articulations. La locomotion est gênée, on est plus ou moins impotent. Ce résultat est surtout à craindre quand la goutte se fixe sur une même articulation. Le Rhumatisme goutteux qui se déplace facilement n'a pas les mêmes conséquences quoi qu'il soit parfois aussi terrible. C'est la goutte ératique.

Le pronostic de l'arthritisme goutteux est sérieux. Quand vous avez la goutte, dit le proverbe, vous êtes à plaindre, et si vous ne l'avez pas, vous avez à la craindre. Le Rhumatisme goutteux peut ne pas être nuisible et comporter une longue existence.

CLINIQUE DU DOCTEUR BIOSCOPISTE

Les formules n° 1 et 1 *bis* indiquent la baisse D et son degré qu'il faut transposer de la Hausse G.

Les formules n° 2 et 2 bis indiquent la baisse G et son degré qui sont directs.

Voici quatre observations prises sur des arthritiques goutteux, à Vichy.

N° 1

C 200 % 240 %m 220 % = 67° Baisse D
F 133 % 100 %m 116 % = 15° Baisse D

Gagne 52°

N° 1 *bis*

C 94 % 114 % 104 % = 4° Baisse D
F 106 % 94 % 100 % = 0 équilibre

Gagne 4°

N° 2

C 66 °/o 80 °/o 73 °/o = 27° Baisse G
F 44 °/o 80 °/o 62 °/o = 38° Baisse G

Perd 11°

N° 2 *bis*

C 128 °/o 90 °/o 109 °/o = 9° Hausse G
F 76 °/o 78 °/o 77 °/o = 23° Baisse G

Gagne 32°

Les n°s 1 et 1 bis indiquent un pronostic de résistance vitale.

Les n°s 2 et 2 *bis* sont l'indice d'une faiblesse à surveiller.

Les formules avec poussées nerveuses sont sujettes à correction.

Il nous paraît difficile qu'à l'avenir les allopathes, les homéopathes et les dosimétristes veuillent rester dans l'ignorance de la Bioscopie qui leur ouvrira la porte d'une médication précise et logique.

A Vichy, l'expérience a consacré

contre la goutte le choix de la Grande-Grille *et des* Célestins.

Il y a urgence à donner les Eaux à doses fractionnées.

Pour les nos 1 et 1 *bis*, de 7 à 9 litres en 21 jours.

Pour les nos 2 et 2 *bis*, de 5 à 6 litres.

Le régime alimentaire prescrit par les Bioscopistes est indiqué aux *maladies de l'estomac.*

CHAPITRE IX

9me Leçon

LA BIOSCOPIE

Le Diabète et les Pressions sanguines, nerveuses, calorifiques de la sécrétion des mains.

On doit étudier le Diabète ou Glycosurie d'une manière particulière, parce qu'il vient à Vichy, à cette station thermale, un tiers des malades atteints de cette affection.

Le Diabète se révèle par la présence dans l'urine d'une quantité plus ou moins considérable de sucre. Le Diabète n'est qu'une manière d'être de divers états physiologiques et pathologiques. Nous sommes tributaires de cette maladie par l'oubli d'un régime sobre dont il faut exclure les fécules et une mauvaise hygiène. Les personnes soucieuses de leur santé pourront diminuer et peut-être éviter les chances de cette mauvaise maladie si depuis l'âge de cinquante ans et quelquefois quarante, elles se souviennent d'éviter les farineux, les fruits doux, les pâtisseries, les légumes secs, la mie de pain, en un mot tout ce qui est sucre ou susceptible d'être transformé en sucre par la digestion, et en faisant le plus possible d'exercice.

Symptômes du Diabète. — On reconnaît la présence du Diabète à l'augmentation de la soif, de l'appétit; à la sécheresse de la bouche, à l'amolissement des gencives à l'amaigrissement, à une faiblesse inexplicable, laquelle concorde avec les apparences de santé. Cette faiblesse se rencontre chez les personnes les plus grosses ne se doutant nullement de la présence de cette insidieuse maladie. Le médecin lui-même ne s'en doutait pas. Pour éviter toute méprise dans sa pratique médicale, il doit faire l'analyse des urines de son malade le plus souvent possible.

Procédé rapide d'une analyse diabétique pour les médecins très occupés. — On met l'urine dans une éprouvette, environ deux travers de doigt. On la pèse au densimètre : vers 1015, c'est l'albuminurie ou un état nerveux ou l'anémie ; vers 1020, c'est l'état normal ; vers 1027, c'est l'acide urique ; vers 1033, c'est l'acide urique et l'urate de soude ; vers 1040 et 1050, c'est le diabète. Après avoir fait bouillir cette urine, on y ajoute quatre pastilles de potasse caustique. Si elle décolore l'urine, on détermine la quantité de sucre par le procédé de Bouchardat dont voici le tableau :

DENSITÉ	Or jaune	Or rouge	Violet	Grenat	Café	Encre
de 1010 à 1020	1	1,25	1,50	2	2,50	5
1021	1,25	1,33	1,75	2,50	2,75	8
1022	1,33	1,75	2	3	3,50	10
1023	1,75	1,95	4	7	9	14
1024	2	2	5	8	10	18
1025	2,25	2,75	6	11	15	22
1026	2,50	2,95	7,50	14	21	29
1027	2,75	3	7,75	15	23	30
1028	3	4	8	17	27	32,50
1029	4	5	9	19	29	34,75
1030	5	6	10	21	33	36
1031	5,50	6,50	11	24	36	38
1032	5,75	7,25	11,50	26	39	40,50
1033	5,95	8	12,50	27	40	42,75
1034	5,95	9	13	31	43	44
1035	5,95	9	14	31	43	44
1036	6	9,50	15	32	46	46
1037	6,50	9,75	17	33	47	48,50
1038	6,75	10	19	36	50	52,75
1039	7	11	18	38	55	60
1040	7,25	12	21	41	58	62
1041	7,50	13	22	44	61	65
1042	7,75	14	23	47	64	66,50
1043	8	15	24	50	67	68,75
1044	8,25	16	25	53	70	73
1045	8,50	17	26	58	74	76
1046	8,75	18	27	59	77	79
1047	9	19	28	61	80	84
1048	9,25	20	29	65	84	88
1049	9,50	21	30	67	88	95
1050	9,75	22	31	68	90	100

GRADUATION AVEC LA LIQUEUR DE FELHING

GOUTTES	GRAMMES	DENSITÉ
1	100	1050
2	50	1040
3	33	1037
4	25	1030
5	20	1027
10	10	1024
15	7	1021
20	8	1022
40	3	1020
60	1,66	1019
80	1,25	1018
100	0,66	1015

Formation du Sucre. — L'existence du diabète indique la présence dans le sang d'une quantité égale de sucre que celle qui est proportionnellement trouvée dans l'analyse des urines. On ignore la cause du diabète. La Bioscopie le classe comme une maladie de l'état général, sous la dépendance de la digestion et de la trop grande facilité à absorber et à porter dans le sang les fécules et tous les aliments sucrés. Les organes qui sont les plus atteints contiennent le plus de sucre.

Quantité de sucre dans les urines. — Elle est très variable, depuis 100 grammes en 24 heures, jusqu'à 800 grammes. Le plus ordinairement, c'est de 120 à 200 grammes.

Caractère chimique de l'urine diabétique. — Elle contient : Urée, 31 grammes acide urique, 0,60 centigrammes ; acide phosphorique, de 3 à 15 grammes ; sulfates de 2 à 4 grammes ; chlorure de 11 à 16 grammes ; il y a souvent de l'albumine.

Combien d'urines le diabétique peut-il rendre par jour ? — De 3 à 12 litres.

Le malade urine-t-il davantage qu'il

ne boit ? — Oui, quelquefois jusqu'à un quart de plus.

Complications du diabète : Les furoncles, les anthrax, les phlegmons, l'érysipèle, la gangrène ; les troubles de la vue, la cataracte, l'ambliopie, l'amaigrissement, la perte des forces ; le diabète phtisique, l'anesthésie, les névralgies, la sciatique, les convulsions, le coma, la paralysie, l'aphrodisie, l'abaissement de la température vitale.

Le pronostic du diabète est toujours sérieux pour le diabète permanent. Il l'est moins pour l'intermittent.

Il faut s'y prendre de bonne heure pour détourner le diabète.

CLINIQUE DU MÉDECIN BIOSCOPISTE

Les nos 1 et 1 *bis* indiquent la baisse D et son degré qu'il faut transposer de la Hausse G.

Les nos 2 et 2 *bis* indiquent la baisse G et son degré qui est direct et sans transposition.

Voici quatre observations prises sur des malades atteints du diabète.

N° 1

C 240 % 220 % 230 % = 73° Baisse D
F 58 % 88 % 73 % = 27° Hausse D

Gagne 100°

N° 1 *bis*

C 54 % 130 % 92 % = 8° Hausse D
F 87 % 138 % 112 % = 12° Baisse D

Gagne 20°

N° 2

C 70 % 88 % 79 % = 21° Baisse G
F 89 % 100 % 94 % = 6° Baisse G

Gagne 15°

N° 2 *bis*

C 128 % 75 % 101 % = 1° Hausse G
F 83 % 104 % 93 % = 7° Baisse G

Gagne 8°

Pronostic. — Les n°s 1 et 1 *bis* indiquent de la résistance vitale.

Les n°s 2 et 2 *bis* sont l'indice d'une faiblesse à surveiller.

Il faut faire attention à corriger les poussées nerveuses de la formule bioscopique s'il y a lieu.

Les médecins se dirigent en thérapeutique selon la quantité de sucre à combattre, mais pour vaincre la cause, il n'y a pas d'accord sur le choix des médicaments. Les allopathes. les homéopathes, les dosimétristes, traiteront leur malade chacun à leur façon. Les médecins doivent donc pratiquer la Bioscopie pour déterminer quel est le meilleur choix à faire, et ce n'est qu'après avoir pris comme guide la méthode Bioscopiste ou la Biothérapie, qu'il n'y aura plus qu'à déterminer le remède qui réussira le mieux.

1° RÉGIME DES DIABÉTIQUES

D'après M. le Dr BOUCHARDAT

ALIMENTS DÉFENDUS

Les féculents et les sucres.— Exemples: sucres, pain de toutes les cérérales, pâtisseries, riz, maïs et autres graines féculentes ; les pommes de terre, les fécules de pommes de terre, d'arrow-root, de sagou, de tapioka et autres fécules alimentaires ou parties de végétaux qui en contiennent; les pâtes farineuses de toute sorte, telles que semoule, macaroni, vermicelle, etc. ; les haricots, pois, lentilles, fèves, les marrons et les châtaignes ; les radis, les raves, les carottes, les navets et autres racines féculentes et sucrées ; tous les fruits, et particulièrement les fruits sucrés, tels que les prunes et les pruneaux, les abricots, les raisins frais ou secs, les figues, les ananas, les poires, les pommes, les melons, etc. ; les confitures et autres aliments et boissons sucrées ; le miel, le lait, la bière, le cidre, les vins nouveaux ou sucrés, les eaux gazeuses, les limonades et autres boissons acides, surtout lorsqu'elles sont sucrées.

La farine de froment et toutes celles de céréales ou de légumineuses, toutes les fécules, ne doivent pas intervenir dans les sauces, de même que la chapelure ; elles doivent être remplacées par la farine de gluten, par la poudre de gluten panifiée, ou, plus simplement, par des jaunes d'œufs, du beurre ou de la crême. Le sucre, le caramel, les carottes, les oignons, les navets, doivent être également proscrits. Tous les légumes doivent être blanchis à grande eau, bien égouttés et divisés menus avant cette opération, si cela est possible.

ALIMENTS PERMIS

Potages. — Potages gras, à la viande ou au beurre, ou à l'huile d'olives, ou potages maigres, aux choux, aux poireaux, aux œufs pochés, à la purée de gibier, à la pâte au gluten, au gluten granulé pur, à la semoule ou au vermicelle de gluten, toujours sans pain ni farine.

Hors-d'œuvre. — Huîtres, escargots, tous les coquillages ; crevettes, homards, tous les crustacés ; olives, sardines fraîches ou confites, thon mariné, artichaux à la poivrade, beurre, toutes les charcuteries, jambon au jus ou aux épinards, etc.

Viandes. — Bœuf, veau, agneau, mouton, porc frais, bouillis ou rôtis, ou au jus, au cresson, aux haricots verts, à la chicorée, aux épinards, aux champignons, aux truffes, à la vinaigrette, au beurre d'anchois, aux pointes d'asperges, à la poulette, sans farine ordinaire ; les rognons ; la cervelle au beurre noir, frite avec farine de gluten, etc.

Volailles. — Poulet, chapon, dinde, canard, caneton, oie, pigeon, rôtis ou bouillis, au gros sel, à l'estragon, aux laitues, aux olives, aux truffes ou aux champignons ; salade de volaille en mayonnaise, galantine de volaillle.

Gibier. — Perdreau, bécasse caille, mauviette, grive, sarcelle, lièvre, lapin, chevreuil, rôtis ou en salmis, aux champignons, aux truffes, à la sauce piquante, en civet.

Poissons. — Tous les poissons, à la sauce aux câpres ou à l'huile, au bleu, au beurre et aux fines herbes, en gratin, en matelotte, au beurre noir, à la marinière, à la tartare, en mayonnaise. Toutes les sauces blanches doivent être préparées avec le beurre et les jaunes d'œufs, sans farine, ou avec la farine de gluten ou de son épuré. Dans les fritures de poisson ou autres, on remplacera la farine ordinaire par la farine de gluten, ou la farine de son parfaitement épurée.

Œufs. — Œufs frais, sur le plat, au beurre noir, pochés au jus ou sur la chicorée ou aux épinards ; omelette aux fines herbes, au jambon, aux oignons, aux divers fromages.

Légumes. — Artichaux, choux-fleurs, choux de Bruxelles, laitue, haricots verts, asperges, épinards, chicorée, champignons, salsifis, cardons, truffes, concombres à la sauce, au beurre ou à l'huile et au vinaigre, peu vinaigrés, ou frits avec les précautions indiquées plus haut.

Salades. — Laitues, romaine, escarole, chicorée, barbe de capucin, mâches, scorsonère, cresson, haricots verts, choux-fleurs. L'huile et la crême doivent entrer pour une large portion dans leur assaisonnement. Peu de vinaigre; il peut être remplacé par du vin.

Pâtisseries. — Elles doivent être préparées avec de la farine de gluten, au lieu de la farine ordinaire, d'excellent beurre et des œufs très-frais. Voici le mode de préparation du *gâteau de gluten* ou de *farine de son épuré*.

Eau, demi-litre ; beurre très-frais, 110 grammes ; sel, quantité suffisante. Faites bouillir ; retirez du feu ; ajoutez farine de gluten ou farine de son épuré, 250 grammes ; mêlez intimement ; travaillez vivement sur le feu afin d'obtenir une pâte très ferme ; retirez du feu, laissez refroidir cinq minutes ; ajoutez alors, en agitant vivement, de trois à six œufs frais. Divisez en petites galettes de l'épaisseur du doigt, de la largeur d'une assiette ; faites cuire à un feu doux pendant environ une demi-heure.

On peut préparer, avec la farine de gluten ou de son épuré des crêpes ou des gaufres ; également des petits pâtés au jus, au homard, aux huîtres ; des vol-au-vent à la volaille, au riz de veau, au poisson, aux champignons et aux truffes.

Dessert. — Fromage à la crême, sans sucre, ou fromage de Neufchâtel, de Brie, d'Auvergne, de Gruyère, de Roquefort, de Chester ou de Parmesan, de Stilton.

Amandes, noix, noisettes, cerneaux.

Boissons permises. — Vin vieux de Bourgogne, vieux Bordeaux, eau-de-vie étendue d'eau, macération de quinquina, eau de Léon Saint-Yorre, bières amères ou Burton bitter ale, bouillon froid.

ALIMENTS PAR LESQUELS IL FAUT COMMENCER A REVENIR A LA VIE COMMUNE LORSQUE LES URINES NE CONTIENNENT PLUS DE SUCRE

Echaudés, pain de son, pain ordinaire, mais toujours en quantité modérée; préférer la croûte ou le pain légèrement torréfié au four, ou le biscuit marin torréfié, pommes de terre frites, semoule de gluten ordinaire.

Outre les aliments permis, on peut faire intervenir dans l'alimentation les parties gélatineuses des animaux, telles que pied de cochon, andouilles de Troyes, oreilles ou tête de veau. On peut associer les feuilles de céleri à la salade, essayer le céleri bien blanchi au jus de viande, les carottes et les navets coupés très menus, blanchis à grande eau et accommodés au jus de viande.

On peut accorder une tranche de melon et les fruits suivants: fraises, pêches, ananas, framboises, groseilles, fraises, mais toujours sans sucre. On peut prendre ces fruits conservés par le procédé d'Appert, sans sucre ou à l'eau-de-vie, également sans sucre. On peut essayer les pommes et les poires, mais toujours en quantité modérée, crues ou sans sucre. On peut boire de la bière de Garde, mais vieille, non gazeuse, pure ou étendue d'eau.

2° RÉGIME DES DIABÉTIQUES

D'après le Professeur CANTANI

Professeur de Clinique à la Faculté royale de Naples

ALIMENTS

Bouillons. — Faits avec toutes viandes.

Bœuf. — Toutes les parties musculaires, la cervelle, la langue, le palais, etc.

Veau. — Toutes les parties musculaires, tous les organes internes, cervelles, ris, cœur, poumon, fraises, rognons, à l'exception du foie.

Mouton. — Tous les muscles et organes comestibles, excepté le foie.

Agneaux et chevreaux. — Toutes les parties, excepté le foie.

Volailles. — Coqs, poulets, poules, oies, canards, pigeons.

Gibiers. — Gibiers de toutes espèces, à plumes ou à poils.

Poissons. — Toutes les espèces comestibles.

Grenouilles.

Crustacés. — Homards, langoustes, crabes, écrevisses, crevettes.

Viandes ou *poissons salés ou boucanés* de toute nature, mais en petite quantité.

Tous ces aliments peuvent être pris bouillis, rôtis, grillés, ou frits à l'huile d'olive ou à la graisse ; ils seront salés convenablement. Ils peuvent même être assaisonnés, pourvu que, dans cet assaisonnement, il n'entre ni sucre, ni farine ou fécule d'aucune sorte, ni légumes, ni vin, ni beurre, ni vinaigre, ni jus de citron.

Mais on peut se servir de l'huile d'olive ou de la graisse des animaux ; le vinaigre sera remplacé par de l'acide acétique étendu d'eau ; de même, le jus de citron par de l'acide citrique étendu.

La quantité des aliments sera de 600 grammes environ, par jour, de viande pesée cuite, et davantage si la balance montre que le malade continue à dépérir.

Dans le cas où la dénutrition est très prononcée, et chez les gens très maigres, donner chaque jour de la *graisse pancréatisée*, de 60 à 200 grammes. Pour cela, on coupe en petits fragments le pancréas frais d'un bœuf, ou d'un veau, ou d'un agneau, ou d'un chevreau ; on met au contact une certaine quantité de saindoux, qu'on laisse, pendant trois heures au moins, soumis à cette sorte de digestion artificielle ; puis on fait frire le tout légèrement.

BOISSONS

Eau pure ou *eau de Seltz artificielle*, auxquelles on peut ajouter de 10 à 30 grammes par jour d'alcool *rectifié* et que l'on peut aromatiser avec les eaux distillées de fenouil, de cannelle, de mélisse, de menthe, de fleur d'oranger, etc.

MÉDICAMENTS

Après chaque repas, c'est-à-dire trois fois par jour, prendre en six doses, à une demi-heure d'intervalle :

Acide lactique *pur*.......	1 à 2 grammes.
Eau de fontaine..........	120 —

ou bien toutes les deux heures ou toutes les heures :

1/2 gramme de bicarbonate de soude,

ou

une verrée d'eau de Léon St-Yorre.

et immédiatement après,

une demi-verrée (100 grammes environ).

d'une limonade préparée avec :

Acide lactique pur.....	5 à 20 grammes.
Eau aromatique........	20 à 30 —
Eau de fontaine......	1 litre.

Chez les enfants ou les jeunes scrofuleux ou rachitiques, remplacer le bicarbonate de soude par l'eau de chaux.

Si ce régime ne suffit pas à faire disparaître la glucosurie, il faudra, après un mois, imposer un *jeûne* de vingt-quatre heures, pendant lequel le malade ne prendra aucun aliment solide, mais seulement de l'eau et du bouillon gras. Après quoi, on reprendra le régime ci-dessus, réduit de moitié en quantité ; peu à peu on augmentera, pour revenir à la quantité normale. Mais si la glycosurie reparaît, nouveau jour de jeûne, puis régime réduit de moitié, qui ne sera augmenté que si la *balance* montre que le malade perd de son poids.

Dans les cas très récents ou peu graves, on peut permette les *œufs*, le *foie des animaux*, l'*huile de foie de morue* (de 60 à 200 grammes par jour), et les mollusques : *huîtres, coquillages, escargots,* etc. ; *un peu de vin rouge vieux* (le vin de Bordeaux est le meilleur) ; *un peu de café* ou *de thé sans sucre.*

Exercice au grand air, gymnastique, travail musculaire.

Ce régime devra être continué, *sans la moindre infraction*, pendant *deux* mois au moins dans les cas les plus légers et les plus récents, *trois, six* et même *neuf* mois, dans les cas graves.

Le retour aux aliments amylacés ou sucrés doit être gradué, en suivant les indications ci-après.

Aliments qui pourront être successivement concédés à un diabétique qui a suivi le régime ci-dessus, et qui, depuis *deux* mois au moins, n'a plus de sucre dans les urines.

Retour graduel au régime mixte

Épinards, chicorée, endive, barbe de capucin, laitue, romaine, pissenlit, mâche, cresson, escarole, fines herbes, olives.

Un peu plus tard ;

Cardons, cardes poirées, céleris, artichauts, scorsonères, poireaux, truffes, champignons.

Un mois après, on permettra :

Les *fromages fermentés*, le *vin rouge vieux*.

Après quinze autres jours :

Les *amandes*, les *noix*, les *noisettes*, les *pistaches*.

Un mois ou deux plus tard :

Les *sorbes, groseilles, fraises, pêches, pommes, oranges acides.*

Ensuite :

Les *poires, prunes, raisins frais,* les *haricots verts, les petits pois, tomates, melons, citrouilles,* les *fromages frais,* le *beurre,* etc.

En même temps, les apprêts de tous genres seront permis, excepté les apprêts au sucre.

Enfin on ajoutera peu à peu une petite quantité de féculents, *pommes de terre, farines, pain,* etc.

A Vichy, l'expérience a consacré contre la Goutte, la Grande-Grille, *l'*Hôpital *et les* Célestins.

Il ne faut pas oublier de donner les Eaux de Vichy à doses modérées.

Pour les nos 1 et 1 *bis*, de 9 à 12 litres en 21 jours.

Pour les nos 2 et 2 *bis*, de 7 à 9 litres en 21 jours.

RÉGIME PRESCRIT PAR LES BIOSCOPISTES

Ce régime enlève en 5 jours toute trace de diabète ; toutefois le sucre revient à la suite au galop.

7 heures : bouillon pur ; 11 heures : bouillon pur, 3 œufs durs en guise de pain ; 3 plats de viandes noires, rôties ou grillées ; beefteak, côtelette de mouton, pigeon ; légumes verts bien cuits au beurre ; 3 heures, bouillon pur ; 6 heures, bouillon pur, 3 œufs durs, 3 plats de viande rôtie ou grillée ; viandes blanches : veau, poulet, lapin domestique, cervelle, riz de veau ; légumes verts bien cuits. A 9 heures du soir, bouillon pur. Pour boisson : eau rougie.

CHAPITRE X

10e Leçon

LA BIOSCOPE

l'Albuminurie et les pressions sanguines, nerveuses et calorifiques de la sécrétion des mains,

---

La présence de l'albumine dans les urines constitue l'albuminurie. Ce n'est pas une maladie à proprement parler, c'est une manière d'être pathologique qui peut être causée par diverses affections.

Cause de l'albuminurie. — Elle est produite dans les reins à travers les capsules de Malpighi. A l'état normal, l'albuminurie ne passe pas à travers les reins avec les autres éléments du sérum du sang, parce que dans ces conditions l'albumine du sang ne possède pas de diffusion assez grande : elle n'est pas assez fluide puisqu'il y a intégrité des reins. Qu'il survienne une perturbation dans l'albumine du sang ou dans les reins, il y a albuminurie.

Il y a trois formes d'albuminurie : 1° l'albuminurie par maladie des reins; 2° par altération du sang; 3° par altération à la fois du sang et des reins.

1° *Albuminurie par altération des reins.* — Cette altération est simple ou passagère, ou bien chronique ou permanente. Dans le premier cas, on la trouve dans les maladies du cœur, dans la grossesse, la fièvre paludéenne, le choléra, les névroses. Dans le deuxième cas, elle existe dans les néphrites, toutes les lésions reinales, et elle prend le nom de maladie de Bright.

2° *Albuminurie par altération du sang.* — Elle vient de l'altération du sérum normal. C'est la soude qui rend soluble l'albumine.

3° *Albuminurie par altération des*

reins et du sang. — Elle comporte tout ce qu'il y a de plus fâcheux.

L'albumine peut-elle filtrer à travers les tissus intacts ? — Oui, et par suite elle peut filtrer à travers les reins.

Injection d'albumine dans le sang. — L'albumine du blanc d'œuf injectée dans le sang produit l'albuminurie; mais l'injection faite avec le sérum du sang ne produit pas l'albuminurie.

L'alimentation exclusive du blanc d'œuf produit l'albuminurie.

L'injection d'eau dans le sang produit l'albuminurie, parce que l'eau altère l'albumine normale.

L'injection d'eau salée dans le sang ne donne pas l'albuminurie.

L'injection de chlorate de potasse et la respiration d'acide carbonique altèrent les globules du sang.

Les reins ne peuvent empêcher le passage de l'albumine s'ils sont altérés, dans l'état normal ils arrêtent son passage.

Causes de l'albuminurie par altération du sang. — Les dyspepsies graves, l'atrophie musculaire, la phtisie, tous les catarrhes chroniques.

Albuminurie par altération du sang et des reins. — C'est la maladie de Bright la plus avancée. Elle concorde avec la néphrite parenchymateuse, les lésions tubulaires, la cirrhose rénale : toutes les causes de rétention dans les reins du produit excrémentiel de l'urine.

Diagnostic de l'albuminurie pour les praticiens très occupés. — L'acide nitrique et la chaleur sont les agents employés pour déceler la présence de l'albumine dans l'urine.

Nous nous servons du procédé suivant : Après avoir mis deux travers de doigt d'urine dans un tube d'essai, nous la faisons bouillir. Il y a présomption si elle se trouble et devient opaque. Il y a certitude si l'on interpose la lumière d'une bougie entre le tube et l'œil : s'il y a un filet de lumière rouge qui en éloignant le tube de la lumière se divise en deux. Cette urine contient 25 cent. à 1 gr. Si elle ne se divise pas, il y a de 1 à 2 gr. Au-dessus, si la lumière ne perce pas et que le tube soit épais et granuleux.

Le pronostic de l'albuminurie est léger si elle est passagère; très grave si elle est permanente. Dans ce cas l'urine est pâle, d'une densité de 1.013, l'urée tombe de 15 gr. à 5 gr. ; il y a aussi diminution des chlorures et des acides.

La quantité de l'albumine perdue peut aller, en 24 heures, de 2 à 15 grammes. Le microscope montre des épithéliums cylindriques des différents tissus de l'appareil urinaire.

Maladies qui coïncident avec l'albu-

minurie : l'hydropisie, l'œdème palpébral, l'anasarque.

CLINIQUE DU MÉDECIN BIOSCOPISTE

Les nos 1 et 1 *bis* indiquent la baisse D et son degré, qu'il faut transposer de la Hausse G.

Les nos 2 et 2 *bis* indiquent la baisse G et son degré qui sont sans transpositions.

Voici quatre types d'observations prises sur des albumineux :

N° 1

C 118 % 124 %m 120 % = 18° Baisse D
F 118 % 100 %m 109 % = 9° Baisse D
Gagne 9°

N° 1 *bis*

C 80 % 159 %m 119 % = 17° Baisse D
F 100% 107 %m 103 % = 3° Baisse D
Gagne 14°

N° 2

C 87 °/₀ 75 °/₀ ᵐ 80 °/₀ = 20° Baisse G
F 130 °/° 100 °/₀ ᵐ 115 °/₀ = 15° Hausse G

Gagne 35°

N° 2 *bis*

C 133 °/₀ 74 °/₀ 104 °/₀ = 4° Hausse G
F 120 °/₀ 80 °/₀ 100 °/₀ = 0 équilibre.

Gagne 4°

Avec les nᵒˢ 1 et 1 *bis*, la résistance vitale est bonne.

Avec les nᵒˢ 2 et 2 *bis*, elle est faible.

Il faut surveiller les poussées nerveuses de la formule.

L'introduction des formules mathématiques de la Bioscopie s'impose dans le cabinet de tout médecin soucieux de connaître l'état général des pressions sanguines, nerveuses et calorifiques de la sécrétion des mains, pour savoir quelle doit être la meilleure médication de l'albuminurie.

Il ne faut pas oublier de donner très peu d'eau de Vichy et de faire usage de beaucoup de douches.

Les nos 1 et 1 *bis* exigent de 6 à 7 litres d'eau en 21 jours.

Les nos 2 et 2 *bis* réclament de 4 à 5 litres.

Le choix des sources doit être, à Vichy : la Grande-Grille, *l'*Hôpital, Chomel *et* Célestins.

RÉGIME PRESCRIT POUR LES ALBUMINEUX PAR LES BIOSCOPISTES

Il faut d'urgence exclure tous les blancs d'œufs.

Les nos 1 et 1 *bis*, régime blanc.

Les nos 2 et 2 *bis*, régime rouge.

Ces régimes sont indiqués aux maladies de l'estomac.

CHAPITRE XI

11ᵉ Leçon

LA BIOSCOPIE

l'Obésité et les pressions sanguines, nerveuses et calorifiques de la sécrétion des mains.

Caractères de l'obésité. — Toute l'économie est envahie par la graisse. Les points les plus surchargés sont le cou, le menton, le thorax, les mamelles, le ventre, les fesses. Certaines régions sont respectées : les paupières, les poignets, les chevilles. Le corps des obèses est déformé, les saillies normales sont masquées ; le visage perd de son expression ; le bas des joues et le menton se laissent distendre, forment des bourrelets qui descendent vers la poitrine. La tête est conique, en forme de poire ; le cou s'efface ; le tronc prend un grand développement. Le sein de l'homme s'accroît, celui de la femme devient énorme. Il n'y a plus de taille. Le ventre, qui se confond avec le tronc, est d'une ampleur démesurée, surtout dans la partie sous-abdominale. Il couvre les aines, les organes génitaux, le haut des cuisses. Les bras sont très gras. Il se produit aux bras, aux cuisses et au ventre des vergetures. Tous les replis ont de l'intertrigo. Les gens obèses ne se meuvent qu'avec peine et comme à regret. Ils ne peuvent se baisser ; il leur est très difficile de se vêtir et de se chausser. La marche, l'ascension des escaliers les étouffe bien vite ; ils ne peuvent plus courir ni monter à cheval, ni faire des armes ; pendant la marche, le poids excessif du ventre les force à se tenir courbés, d'où la fatigue du dos. Ils ne peuvent voir leurs pieds en marchant, ils ne savent où ils les posent. S'ils marchent, ils sont hors d'haleine et ils sont forcés de tenir les jambes écartées. Ils ont une transpiration abondante et quelquefois fétide. Au repos, ils sont pris d'une somnolence insurmontable, continuelle; ils s'endorment même en marchant. Le décubitus augmente l'oppression; ils sont obligés de se lever pour prendre l'air à la fenêtre. Leur poids peut devenir considérable, de 80 kilos à 200 kilos. Cela se voit surtout en Angleterre. L'obésité peut être locale et se fixer sur l'abdomen, les seins, les hanches, les cuisses. Le ventre peut être hors de proportion avec le reste du corps. Les fonctions digestives s'opèrent bien et sont très actives. La soif est vive. — Ils sont rarement constipés et les urines sont peu abondantes; l'urée et les phosphates diminuent. L'acide urique et les matières colorantes sont augmentées. La chaleur centrale est abaissée comme dans le diabète. Les femmes obèses sont peu réglées et quelquefois pas du tout. D'où une cause de stérilité. Les hommes sont affaiblis dans leurs fonctions génitales. Les ennuques deviennent obèses. Les facultés intellectuelles sont lentes.

Ils sont lourds, paresseux. Ils ne sont pas propres aux professions actives. Ils sont exemptés du service militaire. — L'obésité est funeste à l'égal des maladies graves, le pouls est petit, accéléré; le cœur trop gras.

Le pronostic n'est sérieux que relativement.

Causes de l'Obésité. — Elle est rare dans l'enfance ; elle se montre vers trente ans. La ration alimentaire cesse d'être employée à l'accroissement de l'individu, elle s'accumule sous forme de graisse. L'obésité héréditaire commence de quinze à vingt ans. Les femmes y sont plus sujettes. Les professions sédentaires lui sont favorables. Les climats humides et froids ont plus d'obèses que les climats secs et chauds. Les lymphatiques, les scrofuleux, les arthritiques, les diabétiques, sont facilement obèses. L'alimentation est la cause principale de l'obésité. On sait avec quelle facilité s'engraissent les animaux que l'on nourrit trop et que l'on tient au repos. Les aliments azotés n'engraissent pas. Les carnassiers sont maigres et actifs. Les éleveurs introduisent les corps gras dans la ration, les fécules et les sucres comme la betterave.

Quel est le rôle des boissons dans l'engraissement ? — L'eau favorise l'absorption des graisses. Les entraîneurs mesurent parcimonieusement les boissons acqueuses. L'alcool assimilé forme la graisse; la bière contient plus 30 gr. d'alcool par litre et 10 gram. d'extrait hydro-carboné. C'est à l'usage immodéré de la bière qu'est due l'obésité des limonadiers et des brasseurs. Il y a des obèses qui font de la graisse avec tous les aliments.

Il est reconnu que les travaux intellectuels, les veillées prolongées, les émotions dépressives, la jalousie, le chagrin, font maigrir.

Régime des obèses. — Les Bioscopistes

distinguent le régime des nos 1 et 1 *bis* avec celui des nos 2 et 2 *bis*. Les obèses sont rebelles au régime qui leur est prescrit : le *Rationnement*. Il leur faut de toute rigueur la sobriété. La diète doit être graduée parce que le déchet organique se produit sur tout le coprs. Il faut des viandes saignantes et rôties, des légumes verts et presque pas de pain ni d'eau.

Voici le régime du cavalier français : 154 gr. de carbone, 22 d'azote, 760 gr. d'aliments hydro-carbonés, 150 azotés.

Il ne faut pas de corps gras ni de beurre, ni pâtes, ni farineux, ni riz, ni chocolat, ni sucrerie. On tolère la pomme de terre. Pas de fruits doux, de liqueurs, d'alcool. On prescrit le régime végétarien, l'eau rougie pour boisson, un verre le matin, un verre le soir. Au besoin ordonner le régime du diabète prescrit par les Bioscopistes, dix jours par mois. L'exercice quotidien et réglé est nécessaire. Il faut faire des promenades à jeun; dormir de six à sept heures.

Pratique de l'entraînement. — L'eau est mesurée à 250 gr. par jour. La gymnastique est de rigueur, le corps couvert de vêtements chauds.

Formules bioscopiques prises sur des obèses.

La Baisse se fait à D avec les formules n° 1 et 1 *bis*.

Elle se fait à G avec les formules n° 2 et 2 *bis*.

Voici les quatre types d'observations prises sur les obèses à Vichy.

N° 1

C 125 % 142 %m 133 % = 25° Baisse D
F 134 % 146 %m 138 % = 28° Baisse D

Perd 4°

N° 1 *bis*

C 71 % 116 % m 93 % = 7° Hausse D
F 110 % 100 % m 105 % = 5° Baisse D

Gagne 12°

N° 2

C 77 % 77 % m 77 % = 23° Baisse G
F 69 % 70 % m 69 % = 31° Baisse G

Perd 8°

N° 2 *bis*

C 130 % 83 % m 106 % = 6° Hausse G
F 110 % 118 % m 114 % = 14° Hausse G

Perd 8°

Les n°s 1 et 1 *bis* indiquent un pronostic de résistance vitale.

Les n°s 2 et 2 *bis* sont l'indice d'une certaine faiblesse.

Il faut toujours observer les poussées nerveuses et corriger au besoin leurs formules.

Les sources qui conviennent, à Vichy, sont la *Grande-Grille*, et les *Célestins*.

CHAPITRE XII

12ᵉ Leçon

LA BIOSCOPIE

la Constipation et les pressions sanguines nerveuses et calorifiques de la secrétion des mains.

On désigne sous le nom de Constipation la rareté ou l'absence des évacuations alvines. C'est une manière d'être normale ou anormale qui dénote l'oubli d'un bon régime. Les personnes soucieuses de leur santé combattent tous les jours la constipation, car la rétention des matières fécales dans le rectum peut avoir des conséquences graves. Elle diminue l'appétit, augmente le volume et la sonorité du ventre, s'accompagne de douleurs de tête, de rougeurs à la face, de paresse, d'étourdissements et de somnolence. La palpation abdominale fait reconnaître dans le fossé illiaque gauche une ou plusieurs tumeurs arrondies qui disparaissent avec l'usage de purgatifs, ainsi que par massage abdominal. —

Le toucher anal ne laisse aucun doute. Si la constipation dure depuis longtemps, il survient des épreintes, un gonflement excessif du ventre, des urines rouges, des vomissements; l'haleine est fétide, les extrémités froides, l'abattement, le hoquet, le pouls qui finit, le délire et la mort.

Causes de la Constipation. – Les troubles de la contractilité et de la sensibilité intestinales; la liberté du ventre est arrêtée dans la gastro-entérite, ainsi que dans presque toutes les maladies abdominales. Du reste, presque toutes les affections qui retiennent le malade au lit sont causes de la constipation. Il faut noter l'inertie des entrailles de cause nerveuse, l'abus des lavements, de l'opium, du tabac, des intoxications saturnines. Le défaut de sécrétions intestinales, une mauvaise chymification et chylification, l'oclusion du tube intestinal par invagination ; enfin toutes les tumeurs abdominales, soit sèches, soit catarrhales.

On remédie à la Constipation par les laxatifs, les pilules purgatives, les eaux salines et tous les moyens mis en usage dans ce but. On n'a que l'embarras du choix. Nous recommandons surtout les pilules Collongues.

Soins, régime et hygiène contre la Constipation. — Il faut, chaque jour à la même heure, se présenter à la garde-robe, le matin à jeûn, alors même que l'on n'aurait pas besoin. Quelquefois, le moment favorable est après le repas.

Il faut choisir le régime végétarien, le café au lait, le thé, la bière, le cidre, un verre d'eau fraîche, la graine de lin, le pain de seigle, le pain de son peuvent suffire ; le clysopompe, les suppositoires de cacao, la belladonne, l'huile, les aspersions d'eau froide sur le ventre sont aussi des moyens accessoires.

Nous n'avons pas d'eau purgative à Vichy. Le Vichy purgatif est une eau fabriquée.

FORMULES BIOSCOPIQUES PRISES SUR DES PERSONNES ATTEINTES DE LA CONSTIPATION

Les formules n°s 1 et 1 *bis* ont la baisse à droite, par transposition de la Hausse G.

Les formules n°s 2 et 2 *bis* ont la baisse à gauche, qui est directe sans transposition.

Voici les quatre types d'observations prises sur dee personnes constipées.

N° 1 C 130 °/o 114 °/o ^{m} 121 °/o = 17° Baisse D
F 100 °/o 100 °/o ^{m} 100 °/o = 0 équilibre
Gagne 17°.

1 *bis* C 87 °/o 200 °/o ^{m} 143 °/o = 30° Baisse D
F 78 °/o 97 °/o ^{m} 88 °/o = 12° Hausse D
Gagne 41°.

N° 2 C 75 %₀ 95 %₀ᵐ 87 %₀ = 13° Baisse G
F 90 %₀ 130 %₀ᵐ 110 %₀ = 10° Hausse G
Gagne 23°.

2 *bis* C 128 %₀ 74 %₀ᵐ 101 %₀ = 1° Hausse G
F 137 %₀ 100 %₀ᵐ 116 %₀ = 16° Hausse G
Perd 17°

Traitement par la Bioscopie

Avec les formules n° 1 et 1 *bis*, le régime sera émolient et blanc.

Avec les formules n° 2 et 2 *bis*, le régime sera tonique et rouge.

CHAPITRE XIII

13me Leçon

LA BIOSCOPIE

L'herpétisme et les Pressions sanguines, nerveuses, calorifiqes de la secrétion des mains.

L'herpétisme, terme général des affections de la peau est constitué et classé de la manière suivante : *les Exanthèmes* comme l'érysipèle, l'érythème ; *les Bulles*, comme le pemphigus aigu ou chronique, le rupia ; *les Vésicules*, comme l'eczéma aigu et chronique, l'herpès, la gale ; *les Pustules*, comme l'acné, l'impétigo, l'ecthyma, la teigne, le favus; *les Papules*, comme le lichen, prurigo ; *les Squames*, comme le pityriasis, le psoriosis, l'echtyose, la lèpre ; *les taches de sang*, comme le purpura.

La Bioscopie considère toutes les maladies de la peau connue sous la dépendance d'une diathèse. La diathèse arthritique, lymphatique, scrofuleuse, purulente, bilieuse, catarrhale, anémique, syphilitique, etc., etc. Elle considère la peau comme le rendez-vous de la sortie de toutes les humeurs que le sang rejette à la peau pour s'en débarrasser. Elle pense même que toutes les névroses peuvent avoir leur répercussion sur le sang qui, à son tour, agit sur la surface cutané, herpétique.

Siège de l'herpétisme : La tête, les jambes, les mains, les avant-bras, les aines, les aisselles et les parties génitales ; toutes les parties du corps y sont sujettes. Le zona n'envahit que la moitié du thorax.

Rechutes de l'herpétisme : Il est bien rare que cette maladie ne récidive pas.

Variétés de l'herpétisme : Toutes les formes peuvent se succéder.

Leur Pronostic ne menace pas l'existence. La maladie peut être intermittente comme elle peut s'installer pour un temps indéfini et persister sans guérison.

N'est-il pas dangereux de guérir l'herpétisme? Il faut laisser la solution de ce problème dans l'indécision.

Cause de l'herpétisme : L'hérédité, les aliments acide, la charcuterie, les viandes faisandées, les poissons de mer à coquillage, les épices, les boissons fermentées, l'alcool, les excès et les surmenages de tous genres.

Traitement de l'herpétisme : Il est des plus variés. Il est aussi, selon la classification, adopté par les spécialistes.

LE DOCTEUR BIOSCOPISTE TRAITE L'ÉTAT GÉNÉRAL

Formules Bioscopiques prises sur les herpétiques.

Si la baisse se fait à droite, c'est la la formule n° 1 et 1 *bis*.

Si la baisse se fait à gauche, c'est la formule n° 2 et 2 *bis*.

Voici les quatre types d'observations prises sur les herpétiques à Vichy :

N° 1

C 125 ‰ 108 ‰ ^{m} 116 ‰ = 16° Baisse D

F 83 ‰ 85 ‰ ^{m} 84 ‰ = 16° Hausse D

Gagne 32°

N° 1 bis

C 93 ‰ 133 ‰ ^{m} 112 ‰ = 12° Baisse D

F 103 ‰ 100 ‰ ^{m} 101 ‰ = 1° Baisse D

Gagne 11°

N° 2

C 60 ‰ 72 ‰ ^{m} 66 ‰ = 34° Baisse G

F 73 ‰ 95 ‰ ^{m} 84 ‰ = 16° Baisse G

Gagne 18°

N° 2 bis

C 140 % 75 %m 107 % = 7° Hausse G
F 85 % 85 %m 85 % = 15° Baisse G

Gagne 22°

Les n°s 1 et 1 *bis* indiquent un pronostic de résistance vitale.

Les n°s 2 et 2 *bis* sont l'indice d'une santé variable.

Il faut toujours surveiller les poussées nerveuses et au besoin refaire la formule.

La Source qui convient à Vichy, c'est la Source Lucas.

Elle est située en face l'hôpital militaire. Elle présente une odeur sulfureuse plus marquée et plus évidente qu'aux autres sources. Elle a 29° de température. Les compresses d'eau de *Lucas* sur les affections cutanées ont une certaine réputation. Elle est invariablement claire par tous les temps. Elle fournit 148.000 litres d'eau par jour. Elle donne à elle seule la quantité d'eau qui est nécessaire pour les bains de l'hôpital militaire. Elle est riche en acide carbonique, 1,751 ; bicarbonate de soude, 4,004 ; protoxyde de fer, 0,004 ; sulfates et phosphates de soude, 0,350 ; arséniate de soude, 0,002.

Le régime alimentaire des Bioscopistes est pour les n° 1 et 1 *bis*, et pour les n° 2 et 2 *bis*, comme il est indiqué pour les Maladies de l'Estomac.

CHAPITRE XIV

14e Leçon

LA BIOTHÉRAPIE BIOSCOPIQUE

ET LE MODE D'ACTION DES EAUX DE VICHY

L'administration des Sels et des Eaux de Vichy est toujours bienfaisante si on ne dépasse pas certaines doses.

Le bicarbonate de soude est reconnu comme propre à soulager et à guérir les affections de l'estomac, du foie et des intestins. Il est bien supérieur au bicarbonate de potasse. Il détruit les acides, facilite l'écoulement de la bile et de l'urine. La partie absorbée se rend dans le sang par les vaisseaux absorbants. Il détermine le départ des gaz désacidifiés de l'estomac et des voies digestives. Il favorise le suc gastrique, la bile, et rend propre à l'assimilation le suc pancréatique. Il nettoie les conduits hépatiques, cystiques et cholédoques, ainsi que la vésicule. Il rend tous les organes plus souples et plus propres à la circulation de la lymphe. Il délaie les grumeaux de bile; il dissout les mucus qui par leur adhérence retiennent les débris alimentaires et diminuent le calibre des canaux excréteurs, et amollissent les cellules du foie. Cette spécialité des Eaux de la *Grande-Grille* contre la colique hépatique donne une grande réputation aux Eaux de Vichy.

Acide carbonique. — C'est le stimulant nécessaire à une bonne digestion salivaire, stomacale, duodénale et biliaire. Il ranime ces fonctions trop indolentes et l'appétit revient. On reconnaît son efficacité à l'absence de gonflements épigastriques, à la forme des garde-robes d'une consistance et d'une couleur plus normales. Il contribue à la reconstitution du sang. Il favorise l'absorption des albuminoïdes, des fécules, des graisses et des aliments azotés.

Chlorure de sodium, sulfates et phosphates de soude, pyrophosphate de fer, arséniate de soude. — Toutes ces substances possèdent des propriétés toniques et reconstituantes. Elles combattent les atonies, les anémies, l'impaludisme, les névroses, l'hépatisme. Ces principes quoique à faibles doses, sont suffisants pour détruire les mauvais germes. Ils donnent de la force à tous les muscles du tube gastro-intestinal et réduisent leur activité. — La volonté et la bonne humeur reviennent avec le sentiment de la force et de la santé.

Le dosage de la sécrétion cutanée des mains donne la mesure mathématique de la nutrition du corps par sa dénutrition, et dans cette balance incessante du départ de la nourriture usée sortant par la peau, nous arrivons à déterminer le côté faible et le côté de l'organe malade.

Les Eaux de Vichy guérissent par leurs propriétés physiques, digestives, chimiques et vitales. Elles doivent leurs propriétés digestives à la grande quantité de gaz acide carbonique qu'elles contiennent. Elles doivent leurs propriétés chimiques à leur alcalinité, dont le bicarbonate de soude forme la base principale. Elles doivent leurs propriétés vitales à une force spéciale : la force d'équilibration.

Sous l'influence de la boisson des Eaux de Vichy, le travail mécanique du côté droit et du côté gauche s'égalise dans l'espace de quatorze à vingt-huit jours. Cette équilibration générale des forces sous l'influence des Eaux de Vichy rend aux sécrétions l'harmonie générale qui leur faisait défaut avant la cure.

La guérison des maladies en une saison est la conséquence de l'équilbration de toutes les fonctions et de la lessive alcaline. La Bioscopie seule par le travail mathématique de la vie de la peau à droite et à gauche, modifiée par la cure thermale, permet de suivre, chez chaque malade en particulier, les progrès de la guérison, l'amélioration ou l'insuffisance du traitement.

La Bioscopie met en lumière des faits que la chimie est impuissante à expliquer. Pour certains, les Eaux de Vichy affaiblissent, et pour d'autres elles fortifient. Les médecins qui exercent à Vichy ne peuvent avoir que cette dernière opinion, tant elle est évidente pour eux qui voient ces Eaux produire autant de bien aux anémiques qu'aux pléthoriques. Du reste, les médecins qui considèrent Vichy comme débilitant, sont les premiers à y envoyer pour les coliques hépatiques, sans s'inquiéter si les pesonnes qui en sont atteintes sont anémiques ou pléthoriques.

Le docteur Collongues possède, depuis 1873 jusqu'à 1892, dix mille observations prises avec le dermoscope sur des personnes de tout ordre. Il a trouvé tous les ans les mêmes résultats.

La force des Eaux rappelle le rétablissement de l'harmonie et l'équilibre des forces organiques par l'équilibration des vibrations nerveuses bilatérales.

Le dermoscope détermine mathématiquement au début du traitement le degré bioscopique, et, à la fin du traitement, le rétablissement de l'équilibre.

Nous pouvons assurer qu'avec une bonne méthode de traitement, les Eaux de Vichy fortifient le malade par la bonne répartition des nerfs et du sang entre le côté droit et le côté gauche.

L'équilibre dynamique général et local se produit sous l'influence thermale.

CHAPITRE XV

15e Leçon

THÉORIE DE LA BIOSCOPIE

DE

L'Unité de la Vibration vitale dans la Cellule anatomique, chimique, physiologique et thérapeutique

La vibration vitale est unie à la cellule anatomique et organique par transmission généalogique comme le feu dans le phosphore.

Par sa nature et son caractère, la vibration vitale libre ou emprisonnée dans la cellule anatomique et physiologique est immortelle, *une*, harmonique et désharmonique, obéissant à un rhythme tantôt déterminé tantôt indéterminé, sujette au sommeil et à la veille, captive ou révoltée, calme ou vive. Elle a tous les attributs de la force mystérieuse qui règne en omnipotente dans toute l'échelle animale et végétale. Elle en est le principal mobile du bien comme du mal, tantôt dans l'inertie, tantôt dans l'activité. La vibration vitale est dans l'organisme à l'état cellulaire dans un état latent quoique sa présence soit partout. Nous l'étudions dans les formules de la Bioscopie pour en découvrir le mode d'action jusque dans les arcanes de notre organisation, mode d'action si difficile à observer et à étudier, à saisir et à prouver. En attendant que la lumière se fasse il nous importe d'apporter le résultat de nos recherches par l'étude de la Bioscopie, comme nous l'avons déjà fait dans notre traité de Dynamoscopie, publié en 1862, librairie Asselin.

Vitesse de la Vibration vitale cellulaire. — Elle est pour les muscles de 144 vibrations par seconde à l'aller et retour. On n'a pas déterminé sa vitesse dans les organes animés par le grand sympathique.

De la Stabilité et de l'Instabilité de la vibration vitale cellulaire—Les formules dermométriques de la Bioscopie nous les font classer en quatre types, définissant son état stable et instable dans une santé résistante, variable ou nerveuse qui baisse à droite ou à gauche avec tant de degrés selon l'écart d'intervalle qui est fixé par un chiffre bien précis, bien exact. Ces formules nous mettent en relation avec leurs poussées plus ou moins vives de l'état nerveux dont les explosions peuvent être tout à fait subites et inopinées. Or, ces éclats de la vibration vitale cellulaire peuvent occasionner dans l'organisme de grands désordres comme ceux de l'hystérie et de l'épilepsie, de la syncope, etc., etc. La peau leur ouvre par ses vapeurs une porte de sortie qui les tempère et les empêche de nuire.

Le Rhythme de la vibration vitale cellulaire constitue le tempérament et la constitution. — En effet, son équilibre général et bilatéral établit le modus vivendi de l'individualité dans son entier et dans sa division en deux parties égales dans le corps, répartition égale à D et à G qui constitue l'équilibre. Cet équilibre est inégal bien souvent et aboutit à une loi mécanique qui fait que si un côté baisse d'une certaine quantité l'autre côté hausse d'autant.

Loi de la vibration vitale entre les deux côtés du corps pendant la maladie. — Prenons pour exemple le cancer du sein chez la femme à D ou à G. Il est tantôt actif et tantôt passif. Il faut que le côté malade force le côté bien portant à devenir passif ou actif selon son état de repos ou de poussée morbide. Il le force à se dévier d'une quantité égale.

La Constitution obéit au rhytme général de la vibration et le *Tempérament* à son Rhythme bilatéral.

De l'état actif et passif de la vibration vitale cellulaire. — L'unité préside toujours à son parcours. La manière d'être se définit de la façon suivante avec les formules de la Bioscopie : 1° S'il y a baisse G de 20° à l'état passif, il y a 20° de hausse D à l'état actif et réciproquement, 2° il ne peut y avoir état passif d'un côté sans qu'il y ait état actif de l'autre. Le médecin bioscopiste n'a pas besoin d'interroger son malade sur ce point parce que le malade ne sent pas le marche de de sa vibration interne.

La loi de réciprocité en sens inverse est une loi absolue de la vibration vivante pour la conservation de l'équilibre dans l'organisme. — Si une maladie met en péril la santé, la force de l'équilibre de la vibration vitale et son aller et son retour à l'unité peuvent remettre les organes en l'état, même sans avoir recours au médecin et à la thérapeutique. Toutefois, la conservation de l'individu peut être modifiée favorablement par l'intervention du remède de l'hygiène et du régime. Pour obtenir ce résultat, il faut que la médication fasse passer la vibration vitale de son écart plus ou moins loin de l'équilibre vers l'équilibre normal. Le côté qui baisse doit monter et celui qui hausse, descendre.

Comment la vibration vitale cellulaire obéit-elle aux pressions sanguines dans l'acte de l'assimilation et de la désassimilation ? Le Bioscopisme nous en donne une explication très plausible. Les cellules usées sortent de la peau par trois manières différentes : par les mains sèches, moites ou humides. Les lois de l'équilibre sont toujours les mêmes, bien que cette désassimilation ait une intensité toute différente. Les pressions sanguines des capillaires du réseau muqueux de la peau animées par les vaso-moteurs obéissent à la même impulsion déterminés par l'unité de la force du cœur et de la circulation du sang à laquelle il commande partout, tant au centre qu'aux extrémités. Toutes les sécrétions lui obéissent à la fois et en même temps, comme la sécrétion biliaire et urinaire. Le globule sanguin qui représente la cellule vivante se transforme, se dissout dans l'eau du sang et sous forme de vapeur s'exhale dans l'atmosphère, à travers les mains. L'eau du sang se trouve en proportion différente dans la plupart des sécrétions. Voici celles du sang. Eaux 80 °/₀, de la transpiration, 99 °/₀ ; de la bile, 87 °/₀ ; de l'urine, 88 °/₀. C'est l'eau de la transpiration qui est la plus riche en sortie sécrétoire de désassimilation. C'est elle qui joue le premier rôle dans l'équilibre de la fonctionalité générale et bilatérale. C'est par elle que les pressions sanguines de la dénutrition de la vibration vitale cellulaire s'opère le mieux et le plus longuement. Les formules de la Bioscopie nous apprennent toutes ses variabilités. C'est le côté le plus lent, où se trouvent les organes les plus faibles si la fonctionalité générale se trouve à l'état passif. Le côté actif se trouve être celui qui est dans le meilleur état. La sortie de la cellule perdue se fait ainsi plus difficilement d'un côté que de l'autre. C'est du côté où la vibration vitale a perdu de son intensité. Malgré cette inégalité de vitesse et d'action, le travail proportionnel dynamique s'établit toujours entre les deux côtés du corps. Il conserve l'équilibre dans son égalité et dans son inégalité bilatérale. Cette proportionalité réduite à l'unité fournit au bioscopiste les degrés des pressions sanguines à la peau des mains d'un jour à l'autre, d'une année à une autre, d'un individu à un autre, soit à l'état physiologique et pathologique. De là, la connaissance de l'état stable ou instable d'une santé résistante, variable ou nerveuse troublée, avec son degré de baisse ou de hausse mathématique.

Comment la vibration vitale cellulaire obéit-elle aux pressions nerveuses des vaso-moteurs et des reflexes dans l'acte de la désassimilation de la sécrétion des mains ?

Les cellules nerveuses ou les nerfs dans la cellule anatomique et physiologique sont tellement invisibles dans les dernières ramuscules. que les micrographes n'ont jamais pu les découvrir ni surveiller leurs mouvements. La Bioscopie est la seule science qui juge de leur activité et de leur mode d'action par des formules mathématiques.

Les pressions nerveuses agissent sur la cellule de deux façons. Celles qui viennent des reflexes de la moëlle et du cerveau et celles qui viennent du vasomoteur du grand sympathique : les premiers pour la vie de relation et pour l'avertissement organique ; les secondes pour la vie de nutrition de l'assimilation et de la désassimilation.

1° *Les reflexes.* — Le mouvement le soulèvement et d'abaissement de la masse cérébro-spinale venu du cœur et des artères imprime à tout cet appareil une oscillation continue et intermittente qui met en jeu, en les coordonnant, toutes les pressions nerveuses de la cellule cérébro-spinale. Le travail chimique qui s'opère dans ses cellules lui donne un mouvement propre, *sui generis*, dont nous avons apprécié la vitesse représentant sa force centrifuge et centripète. Ces pressions nerveuses agissent sur les capillaires, les rendent sensibles soit dans leur ensemble, soit séparément. Elles produisent l'acte de la désassimilation cutanée des mains et dont nous avons apprécié tous les détails. Les lois de cette désassimilation sont les mêmes que celles de toutes les autres sécrétions. Nous pouvons ainsi déterminer la gamme de ses formules et les nombreuses variations des pressions nerveuses des reflexes, ce qui n'est pas possible sans la Bioscopie. Nous ne pouvons pas mieux nous expliquer qu'en donnant pour exemple celui de la colique hépatique. L'accumulation de sables ou de calculs dans les conduits de la bile, les obstrue, force la bile à s'accumuler dans le foie. C'est à ce moment que les reflexes se mettent en jeu. Ils donnent à leurs pressions successives un mouvement centripète et centrifuge qui va de la moëlle au cerveau. Celui-ci, averti du danger, pousse un cri de détresse et de souffrance, en présence du péril dont il est averti. Ce mouvement reflexe est arrêté par l'injection de morphine. Elle endort sa sensibilité et ses pressions nerveuses sur le foie. Ces reflexes ne sont pas toujours aussi excités dans un paroxysme de douleurs aussi violente, ils peuvent être inconscients. Dans ce cas, l'organisme n'est pas troublé aussi profondément. Le mouvement centripète et centrifuge, dans cette dernière circonstance, s'arrête et part de la moëlle épinière, il ne va pas jusqu'au cerveau.

2° *Les Vaso-moteurs du grand sympathique.* — Leur pression sur la cellule, pendant l'acte de la désassimilation des mains est calme, tranquille, inconsciente. Elle n'a point d'impressionabilité perturbatrice. Ces vaso-moteurs agissent jour et nuit, sans interruption, dans l'accomplissement de leur fonctionalité indispensable et constante de la sortie de la cellule organique usée et désoxygénée. Son travail est tout mécanique.

Les formules de la Bioscopie surprennent sa nonchalance et son activité et toute leur évolution en chiffres appréciables pour tous les médecins bioscopistes. La force de la désassimilation de la vibration vitale cellulaire préside à sa sortie; nous l'avons pu ranger en quatre classes, indiquant un pronostic favorable ou incertain selon leur distribution à droite et à gauche.

C'est la première fois que l'on peut étudier physiquement, physiologiquement et mathématiquement, les pressions nerveuses dans l'union des reflexes et des vaso-moteurs. On trouve dans l'intervention des reflexes un rôle d'avertisseur et dans celui des vaso-moteurs celui d'un tisseur mécanique. Les vaso-moteurs travaillent dans le calme et le silence, ceux du reflexe, dans la vivacité et la sensibilité.

Nos recherches de Bioscopie étaient nécessaires à l'étude des pressions nerveuses dans la cellule vivante organisée.

Quel est le rôle du calorique et de la chaleur vitale sur la cellule vivante vibratoire ? — Il possède celui de la contraction et de la dilatation, deux stimulants indispensables. La chaleur vitale agit sur la cellule et sa vibration à l'égal des pressions sanguines et nerveuses. Elle a sur la cellule une sorte de pression coordinatrice nécessaire. Ces pressions retrécissent et dilatent la cellule organique, elles lui donnent la force. Si la vibraton vitale de la cellule se contracte elle se repose, diminue d'intensité et s'abaisse jusqu'aux dernières vibrations comme dans le sommeil des animaux hivernants ou dans le blé qui se réveille pour produire la germination après des siècles de sommeil passés dans les momies d'Egypte et qui se réveillent s'ils se trouvent dans de bonnes conditions de germination. Si la vibration de la cellule se dilate elle accomplit rapidement toutes les périodes qu'elle doit parcourir. Comme par exemple la végétation dans le nord de la Sibérie dont la durée n'excède pas trois mois pour accomplir toutes ses phases.

Nous laissons à nos disciples le soin d'étendre notre œuvre et de la compléter.

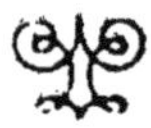

RÉSUMÉ

Le BIOSCOPE & La BIOSCOPIE

Le Bioscope est un instrument de médecine qui sert à mesurer la Hausse et la Baisse de la santé et des organes faibles par le travail hygrométrique et mathématique du sang produisant la sécrétion des mains.

Les formules mathématiques de la Bioscopie établissent : 1° Le diagnostic de l'état général de la santé et du côté où siègent les organes faibles ; 2° Le pronostic favorable ou incertain ; 3° Le mode d'action des remèdes dans l'usage d'une médication quelconque, dans l'espace de 20 jours.

Les Gammes vibratoires de la Bioscopie technique et mathématique

Gamme musicale vibratoire.....	Hausse	**Do**	**Si**	**La**	**Sol**	**Fa**	**Mi**	**Ré**	**Do**	**Si**	**La**	**Sol**	**Fa**	**Mi**	**Ré**	**Do**	Baisse
Gamme acoustique vibratoire....	»	Octave	7me	Sixte	Quinte	Quarte	Tierce	Seconde	Fondamentale	Seconde	Tierce	Quarte	Quinte	Sixte	7me	Octave	»
Gamme mathématique vibratoire..	»	2/1	15/8	5/3	3/2	4/3	5/4	9/8	1/1	8/9	4/5	3/4	2/3	3/5	8/15	1/2	»
Gamme bioscopique vibratoire...	»	200%	187%	166%	150%	133%	125%	112%	100%	88%	80%	75%	66%	60%	54%	50%	»
Equilibres bioscopiques........	»	Sus-Equilibre							Équilibre	Sous-Equilibre							»
Degrés bioscopiques..........	»	50°	46°	40°	34°	25°	20°	12°	0°	12°	20°	25°	34°	40°	46°	50°	»
Intervalles bioscopiques........	»	de 50°	à	34°	de	34° à	20°	de 20°	à		20°	de 20° à	34°	de 34°	à	50°	»
Graduation de la santé bioscopique	»	Santé nerveuse			Santé variable				Santé résistante		Santé variable			Santé nerveuse			»

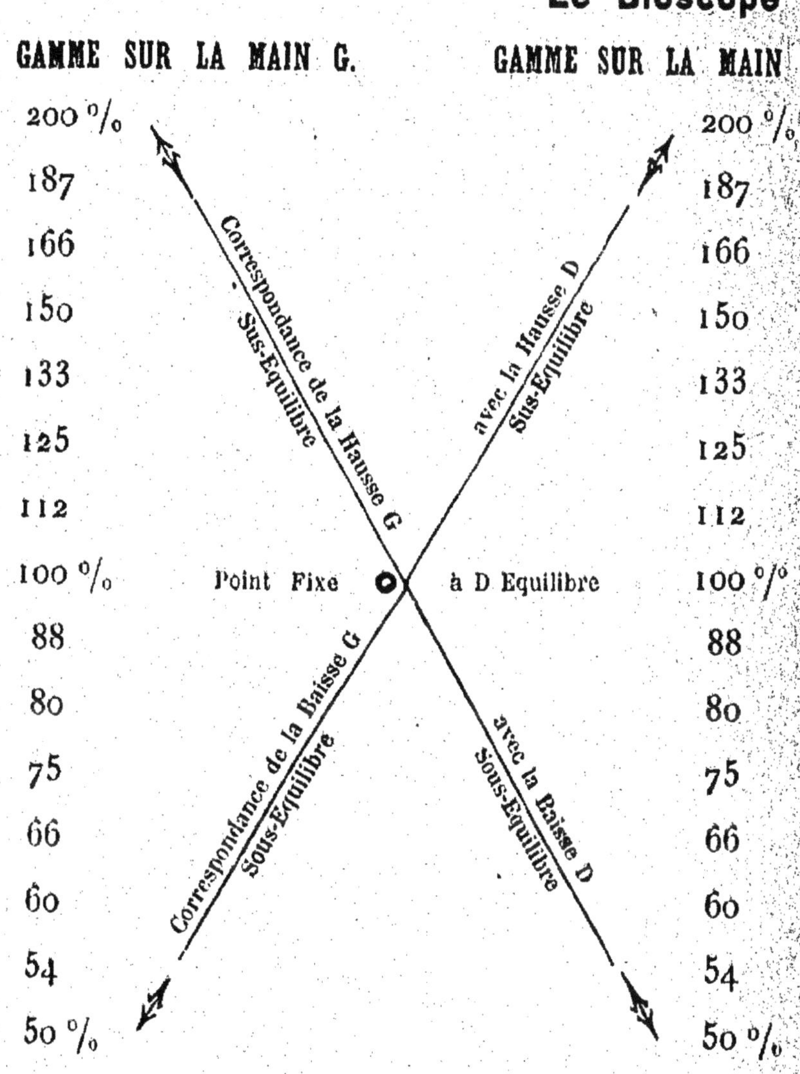
GAMME SUR LA MAIN G.
GAMME SUR LA MAIN D
200 %
187
166
150
133
125
112
100 %
88
80
75
66
60
54
50 %
Correspondance de la Hausse G
Sus-Equilibre
avec la Hausse D
Sus-Equilibre
Point Fixe
à D Equilibre
Correspondance de la Baisse G
Sous-Equilibre
avec la Baisse D
Sous-Equilibre

GAMMES SUR LA MAIN G

Fondamentale 100 % sur la main D. Graduation sur la main G en hausse avec sus-équilibre de 100 à 200 %, en baisse avec sous-équilibre de 100 à 50 %.

GAMME SUR LA MAIN D

Fondamentale 100 % sur la main G. Graduation sur la main D en hausse avec sus-équilibre de 100 à 200 %, en baisse avec sous-équilibre de 100 à 50 %.

LA GAMME BIOSCOPIQUE DOIT ÊTRE UNE
ET NON PAS DOUBLE

Il serait absurde d'établir deux gammes et deux mesures pour diagnostiquer l'unité de la santé générale et des organes faibles. On ne peut avoir deux poids et deux mesures.

La Gamme bioscopique évolue *sur la main G*. Or, pour obtenir cette unité, la hausse G doit être transposée en Baisse D. Toutes les deux se correspondent et sont confondues ensemble, chiffre par chiffre, pour indiquer à la fois la Baisse de la santé générale et celle des organes faibles à D.

La Baisse G est directe et donne le degré de la Baisse de la santé générale et des organes faibles à G, sans transposition.

CORRESPONDANCE DE LA HAUSSE G
AVEC LA BAISSE D

112 % à 88 % ; 125 % à 80 % ; 133 % à 75 % ; 150 % à 66 % ; 166 % à 60 % ; 187 % à 54 % ; 200 % à 50 %.

Le Bioscopiste n'a besoin, pour son diagnostic que des formules qui baissent l'une à G l'autre à D.

Les organes qui baissent à G sont : le cœur, l'estomac, le colon descendant, le rein G, avec les génito-urinaires, compliqués souvent de rhumatismes, de nevroses et de névralgies. Les organes qui baissent à D sont : le foie, la bile, le le colon ascendant, le rein D et les génito-urinaires, compliqués souvent de rhumatismes, de névroses et de névralgies.

DIAGNOSTIC BIOSCOPIQUE SANS L'INTERROGATOIRE NI L'EXAMEN DU CONSULTANT

Les formules n° 1 et 1 *bis* (2 sus-E et 1 sous, 1 sus-E), présentent au 2me rapport un *sus-équilibre* G qui oblige le bioscopiste à transposer le chiffre de Hausse G en celui de Baisse D pour diagnostiquer. Le degré de la santé est celui des organes faibles à D.

Les formules n° 2 et 2 *bis* (2 sous-E et 1 sus-E et sous-E) présentent au 2me rapport un *sous-équilibre* G, lequel donne un chiffre qui n'a pas besoin d'être transposé pour diagnostiquer le degré de santé et des organes faibles à G.

LE BIOSCOPE BOUSSOLE DU MÉDECIN POUR DIAGNOSTIQUER L'ÉTAT PASSIF ET ACTIF ENTRE LES DEUX CÔTÉS DU CORPS

L'inclinaison en sous-équilibre de Baisse G correspond à celle du sus-équilibre en hausse D.

L'inclinaison en sus équilibre de Hausse G correspond à celle du sous-équilibre en Baisse D.

Ces inclinaisons dirigent le diagnostic parce que le Bioscopiste doit le plus souvent choisir la Baisse plutôt que la Hausse. Par exception, si le malade baisse à G et qu'il se plaigne à D, c'est que le côté D est à l'état actif et c'est celui-ci qu'il doit traiter. Toutes les maladies sont tantôt à l'état passif, tantôt à l'état actif : Dyspepsie passive, dyspepsie active ; hepatite passive et active. Autant d'indications précieuses qui n'échapperont pas au Médecin-Bioscopiste, que les médecins ordinaires ne peuvent savoir.

DIAGNOSTIC DE L'ÉTAT GÉNÉRAL DE LA SANTÉ

La santé bioscopique a trois degrés : la santé résistante, variable incertaine, nerveuse troublée.

DIAGNOSTIC DU CÔTÉ OU SIÈGENT LES ORGANES FAIBLES

Il y a 50° degrés de Baisse G ; il y a 50° de Baisse D, indiquant le degré de faiblesse des organes situés du côté G ou du côté D.

CORRECTION DES FORMULES BIOSCOPIQUES EN POUSSÉES NERVEUSES

Au-dessous de 66 %; au-dessus de 150 %, les formules doivent être vérifiées, comme susceptibles de correction.

PRONOSTIC BIOSCOPIQUE

Avec le n° 1 et 1 *bis*, santé favorable; avec le n° 2 et 2 *bis*, santé faible; du n° 0 à 20°, santé résistante; de 20 à 34°, santé variable; de 34 à 50°, santé nerveuse.

La Biothérapie bioscopique dirige et contrôle l'effet des remèdes et le mode d'action d'une médication dans l'espace de 20 jours.

N° 1 (stable)

C 100 % 120 %m 110 % = 10° Baisse D
F 100 % 86 %m 90 % = 10° Hausse D

Gagne 20°

Indiquant une santé résistante avec des organes faibles du côté D

N° 1 *bis* (instable)

C 90 % 130 % 110 % = 10° Baisse D
F 130 % 90 % 110 % = 10° Baisse D

Ne perd ni ne gagne.

Indiquant une santé résistante avec des organes faibles du côté D

N° 2 (stable)

C 100 % 90 % m 95 % = 5° Baisse G
F 100 % 120 % m 110 % = 10° Hausse G

Gagne 15°

Indiquant une santé résistante avec des organes faibles du côté G

N° 2 *bis* (instable)

C 120 % 90 % m 105 % = 5° Hausse G
F 120 % 140 % m 130 % = 23° Hausse G

Perd 18°

Indiquant une santé résistante avec des organes faibles du côté G

TABLE DES PROPORTIONALITÉS

de Baisse et de Hausse Bioscopiques du côté G.

La Baisse G pour l'hyposthénie G
La Hausse G pour l'hyposthénie D

.50	$\frac{1}{3}$=0.33	$\frac{1}{4}$=0.25	$\frac{1}{5}$=0.20	$\frac{1}{6}$=0.16	$\frac{1}{7}$=0.14	$\frac{1}{8}$=0.12	$\frac{1}{9}$=0.11	$\frac{1}{10}$=0.10	$\frac{1}{11}$=0.09	$\frac{1}{12}$=0.08	
	$\frac{2}{3}$=0.66	$\frac{2}{4}$=0.50	$\frac{2}{5}$=0.40	$\frac{2}{6}$=0.33	$\frac{2}{7}$=0.28	$\frac{2}{8}$=0.25	$\frac{2}{9}$=0.22	$\frac{2}{10}$=0.20	$\frac{2}{11}$=0.18	$\frac{2}{12}$=0.17	$\frac{2}{13}$=0.15
		$\frac{3}{4}$=0.73	$\frac{3}{5}$=0.60	$\frac{3}{6}$=0.50	$\frac{3}{7}$=0.42	$\frac{3}{8}$=0.37	$\frac{3}{9}$=0.33	$\frac{3}{10}$=0.30	$\frac{3}{11}$=0.27	$\frac{3}{12}$=0.25	$\frac{3}{13}$=0.23
			$\frac{4}{5}$=0.80	$\frac{4}{6}$=0.66	$\frac{4}{7}$=0.58	$\frac{4}{8}$=0.50	$\frac{4}{9}$=0.44	$\frac{4}{10}$=0.40	$\frac{4}{11}$=0.36	$\frac{4}{12}$=0.33	$\frac{4}{13}$=0.31
				$\frac{5}{6}$=0.83	$\frac{5}{7}$=0 71	$\frac{5}{8}$=0.62	$\frac{5}{9}$=0.55	$\frac{5}{10}$=0.50	$\frac{5}{11}$=0.45	$\frac{5}{12}$=0.41	$\frac{5}{13}$=0.38
					$\frac{6}{7}$=0.85	$\frac{6}{8}$=0.75	$\frac{6}{9}$=0.66	$\frac{6}{10}$=0.60	$\frac{6}{11}$=0.54	$\frac{6}{12}$=0.50	$\frac{6}{13}$=0.44
						$\frac{7}{8}$=0.87	$\frac{7}{9}$=0.77	$\frac{7}{10}$=0.70	$\frac{7}{11}$=0.64	$\frac{7}{12}$=0.58	$\frac{7}{13}$=0.54
							$\frac{8}{9}$=0.88	$\frac{8}{10}$=0.80	$\frac{8}{11}$=0.73	$\frac{8}{12}$=0.66	$\frac{8}{13}$=0.61
								$\frac{9}{10}$=0.90	$\frac{9}{11}$=0.82	$\frac{9}{12}$=0.75	$\frac{9}{13}$=0.69
									$\frac{10}{11}$=0.90	$\frac{10}{12}$=0.83	$\frac{10}{13}$=0.77
										$\frac{11}{12}$=0.91	$\frac{11}{13}$=0.84
											$\frac{12}{13}$=0.92

TABLEAU DE L'HYPOSTHÉNIE DU COTÉ G.

Baisse du BIOSCOPE à G.

	14	15	16	17	18	19	20	21	22	23	24
2	$\frac{2}{14}$=0.14										
3	$\frac{3}{14}$=0.21	$\frac{3}{15}$=0.20	$\frac{3}{16}$=0.19								
4	$\frac{4}{14}$=0.29	$\frac{4}{15}$=0.26	$\frac{4}{16}$=0.25	$\frac{4}{17}$=0.23	$\frac{4}{18}$=0.22						
5	$\frac{5}{14}$=0.36	$\frac{5}{15}$=0.33	$\frac{5}{16}$=0.31	$\frac{5}{17}$=0.29	$\frac{5}{18}$=0.28	$\frac{5}{19}$=0.26	$\frac{5}{20}$=0.25				
6	$\frac{6}{14}$=0.43	$\frac{6}{15}$=0.40	$\frac{6}{16}$=0.37	$\frac{6}{17}$=0.35	$\frac{6}{18}$=0.33	$\frac{6}{19}$=0.31	$\frac{6}{20}$=0.30	$\frac{6}{21}$=0.28	$\frac{6}{22}$=0.27		
7	$\frac{7}{14}$=0.50	$\frac{7}{15}$=0.46	$\frac{7}{16}$=0.44	$\frac{7}{17}$=0.41	$\frac{7}{18}$=0.38	$\frac{7}{19}$=0.36	$\frac{7}{20}$=0.35	$\frac{7}{21}$=0.33	$\frac{7}{22}$=0.32	$\frac{7}{23}$=0.30	$\frac{7}{24}$=0.29
8	$\frac{8}{14}$=0.57	$\frac{8}{15}$=0.53	$\frac{8}{16}$=0.50	$\frac{8}{17}$=0.47	$\frac{8}{18}$=0.44	$\frac{8}{19}$=0.42	$\frac{8}{20}$=0.40	$\frac{8}{21}$=0.38	$\frac{8}{22}$=0.36	$\frac{8}{23}$=0.35	$\frac{8}{24}$=0.33
9	$\frac{9}{14}$=0.64	$\frac{9}{15}$=0.60	$\frac{9}{16}$=0.56	$\frac{9}{17}$=0.53	$\frac{9}{18}$=0.50	$\frac{9}{19}$=0.47	$\frac{9}{20}$=0.45	$\frac{9}{21}$=0.43	$\frac{9}{22}$=0.41	$\frac{9}{23}$=0.39	$\frac{9}{24}$=0.37
10	$\frac{10}{14}$=0.71	$\frac{10}{15}$=0.66	$\frac{10}{16}$=0.62	$\frac{10}{17}$=0.58	$\frac{10}{18}$=0.55	$\frac{10}{19}$=0.52	$\frac{10}{20}$=0.50	$\frac{10}{21}$=0.47	$\frac{10}{22}$=0.45	$\frac{10}{23}$=0.43	$\frac{10}{24}$=0.41
11	$\frac{11}{14}$=0.78	$\frac{11}{15}$=0.73	$\frac{11}{16}$=0.68	$\frac{11}{17}$=0.64	$\frac{11}{18}$=0.61	$\frac{11}{19}$=0.57	$\frac{11}{20}$=0.55	$\frac{11}{21}$=0.52	$\frac{11}{22}$=0.50	$\frac{11}{23}$=0.48	$\frac{11}{24}$=0.45
12	$\frac{12}{14}$=0.85	$\frac{12}{15}$=0.80	$\frac{12}{16}$=0.75	$\frac{12}{17}$=0.70	$\frac{12}{18}$=0.66	$\frac{12}{19}$=0.63	$\frac{12}{20}$=0.60	$\frac{12}{21}$=0.57	$\frac{12}{22}$=0.54	$\frac{12}{23}$=0.52	$\frac{12}{24}$=0.50
13	$\frac{13}{14}$=0.93	$\frac{13}{15}$=0.86	$\frac{13}{16}$=0.81	$\frac{13}{17}$=0.76	$\frac{13}{18}$=0.72	$\frac{13}{19}$=0.68	$\frac{13}{20}$=0.65	$\frac{13}{21}$=0.61	$\frac{13}{22}$=0.59	$\frac{13}{23}$=0.56	$\frac{13}{24}$=0.54
14		$\frac{14}{15}$=0.93	$\frac{14}{16}$=0.87	$\frac{14}{17}$=0.82	$\frac{14}{18}$=0.77	$\frac{14}{19}$=0.73	$\frac{14}{20}$=0.70	$\frac{14}{21}$=0.66	$\frac{14}{22}$=0.64	$\frac{14}{23}$=0.60	$\frac{14}{24}$=0.58
15			$\frac{15}{16}$=0.94	$\frac{15}{17}$=0.87	$\frac{15}{18}$=0.83	$\frac{15}{19}$=0.78	$\frac{15}{20}$=0.75	$\frac{15}{21}$=0.74	$\frac{15}{22}$=0.68	$\frac{15}{23}$=0.65	$\frac{15}{24}$=0.62
16				$\frac{16}{17}$=0.94	$\frac{16}{18}$=0.88	$\frac{16}{19}$=0.84	$\frac{16}{20}$=0.80	$\frac{16}{21}$=0.76	$\frac{16}{22}$=0.72	$\frac{16}{23}$=0.69	$\frac{16}{24}$=0.66
17					$\frac{17}{18}$=0.94	$\frac{17}{19}$=0.89	$\frac{17}{20}$=0.85	$\frac{17}{21}$=0.80	$\frac{17}{22}$=0.77	$\frac{17}{23}$=0.74	$\frac{17}{24}$=0.70
18						$\frac{18}{19}$=0.95	$\frac{18}{20}$=0.90	$\frac{18}{21}$=0.85	$\frac{18}{22}$=0.82	$\frac{18}{23}$=0.78	$\frac{18}{24}$=0.75
19							$\frac{19}{20}$=0.95	$\frac{19}{21}$=0.91	$\frac{19}{22}$=0.86	$\frac{19}{23}$=0.82	$\frac{19}{24}$=0.79
20								$\frac{20}{21}$=0.95	$\frac{20}{22}$=0.90	$\frac{20}{23}$=0.88	$\frac{20}{24}$=0.83
21									$\frac{21}{22}$=0.95	$\frac{21}{23}$=0.91	$\frac{21}{24}$=0.87
22										$\frac{22}{23}$=0.95	$\frac{22}{24}$=0.91
23											$\frac{23}{24}$=0.96

$\frac{2}{1}=2.00$ $\frac{3}{1}=3.00$ $\frac{4}{1}=4.00$ $\frac{5}{1}=5.00$ $\frac{6}{1}=6.00$ $\frac{7}{1}=7.00$ $\frac{8}{1}=8.00$ $\frac{9}{1}=9.00$ $\frac{10}{1}=10.00$ $\frac{11}{1}=11.00$ $\frac{12}{1}=12.00$

$\frac{3}{2}=1.50$ $\frac{4}{2}=2.00$ $\frac{5}{2}=2.50$ $\frac{6}{2}=3.00$ $\frac{7}{2}=3.50$ $\frac{8}{2}=4.00$ $\frac{9}{2}=4.50$ $\frac{10}{2}=5.00$ $\frac{11}{2}=5.50$ $\frac{12}{2}=6.00$ $\frac{13}{2}=6.$[illegible]

$\frac{4}{3}=1.33$ $\frac{5}{3}=1.66$ $\frac{6}{3}=2.00$ $\frac{7}{3}=2.33$ $\frac{8}{3}=2.66$ $\frac{9}{3}=3.00$ $\frac{10}{3}=3.33$ $\frac{11}{3}=3.66$ $\frac{12}{3}=4.00$ $\frac{13}{3}=4.$[illegible]

$\frac{5}{4}=1.25$ $\frac{6}{4}=1.50$ $\frac{7}{4}=1.75$ $\frac{8}{4}=2.00$ $\frac{9}{4}=2.25$ $\frac{10}{4}=2.50$ $\frac{11}{4}=2.75$ $\frac{12}{4}=3.00$ $\frac{13}{4}=3.$[illegible]

$\frac{6}{5}=1.20$ $\frac{7}{5}=1.40$ $\frac{8}{5}=1.60$ $\frac{9}{5}=1.80$ $\frac{10}{5}=2.00$ $\frac{11}{5}=2.20$ $\frac{12}{5}=2.40$ $\frac{13}{5}=2.$[illegible]

$\frac{7}{6}=1.16$ $\frac{8}{6}=1.33$ $\frac{9}{6}=1.50$ $\frac{10}{6}=1.66$ $\frac{11}{6}=1.83$ $\frac{12}{6}=2.00$ $\frac{13}{6}=2.$[illegible]

$\frac{8}{7}=1.14$ $\frac{9}{7}=1.28$ $\frac{10}{7}=1.43$ $\frac{11}{7}=1.57$ $\frac{12}{7}=1.71$ $\frac{13}{7}=1.$[illegible]

$\frac{9}{8}=1.12$ $\frac{10}{8}=1.25$ $\frac{11}{8}=1.37$ $\frac{12}{8}=1.50$ $\frac{13}{8}=1.$[illegible]

$\frac{10}{9}=1.11$ $\frac{11}{9}=1.22$ $\frac{12}{9}=1.33$ $\frac{13}{9}=1.$[illegible]

$\frac{11}{10}=1.10$ $\frac{12}{10}=1.20$ $\frac{13}{10}=1.$[illegible]

$\frac{12}{11}=1.09$ $\frac{13}{11}=1.$[illegible]

$\frac{13}{12}=1.$[illegible]

TABLEAU DE L'HYPOSTHÉNIE DU COTÉ D.

Hausse du BIOSCOPE à G.

	14	15	16	17	18	19	20	21	22	23	24
/2	7.00										
/3	4.66	5.00	5.33								
/4	3.50	3.75	4.00	4.25	4.50						
/5	2.80	3.00	3.20	3.40	3.60	3.80	4.00				
/6	2.33	2.50	2.66	2.83	3.00	3.16	3.33	3.50	3.66		
/7	2.00	2.14	2.28	2.43	2.57	2.71	2.85	3.00	3.14	3.28	3.43
/8	1.75	1.87	2.00	2.12	2.25	2.37	2.50	2.62	2.75	2.87	3.00
/9	1.55	1.66	1.77	1.88	2.00	2.11	2.22	2.33	2.44	2.55	2.66
/10	1.40	1.50	1.60	1.70	1.80	1.90	2.00	2.10	2.20	2.30	2.40
/11	1.27	1.36	1.45	1.54	1.63	1.72	1.81	1.90	2.00	2.09	2.18
/12	1.17	1.25	1.33	1.41	1.50	1.58	1.66	1.75	1.83	1.91	2.00
/13	1.08	1.15	1.23	1.30	1.38	1.44	1.53	1.61	1.69	1.77	1.84
/14		1.07	1.14	1.21	1.28	1.35	1.42	1.49	1.56	1.63	1.70
/15			1.06	1.13	1.20	1.27	1.33	1.40	1.47	1.53	1.60
/16				1.06	1.12	1.19	1.25	1.31	1.37	1.44	1.50
/17					1.06	1.12	1.18	1.23	1.29	1.35	1.41
/18						1.05	1.11	1.18	1.22	1.28	1.33
/19							1.05	1.10	1.16	1.21	1.26
/20								1.05	1.10	1.15	1.20
/21									1.05	1.09	1.14
/22										1.05	1.09
/23											1.04

Ouvrages du même Auteur :

Voici la liste des publications et des inventions de M. Collongues :

1856. *Communication à l'Académie de Médecine et à l'Académie des Sciences de Paris de l'invention de la dynamoscopie et du dynamoscope.*

1858. *De la Constatation des décès par la disparition lente et graduelle du bourdonnement à la surface du corps après la mort.* (Paris, Asselin).

1859. *De l'Etude du bourdonnement appliquée à la physiologie.* (Paris, Asselin).

1860. *De l'Etude des bourdonnements au bout des doigts appliquée à l'hémorragie cérébrale ou apoplexie,* (Paris, Asselin).

1862. *Traité de dynamoscopie ou de la nature et de la gravité des maladies par l'auscultation des doigts de la main.* (1 vol. in-8°, 367 pages, Paris, Asselin).

1868. *Le Livre des malades à Vichy.* (1 vol. 252 pages. Imp. Gauthier, Nice).

1871. *Le Climat de Vichy.* (Imp. Bougarel, Vichy).

1871. *Les Quantités d'eaux à boire.* (Imp. Bougarel, Vichy).

1874. *Le Bioscope.* (J.-B. Baillière et fils, Paris).

1876. *La Sécrétion cutanée.* (J.-B. Baillière et fils, Paris).

1876. *L'Hygrodermométrie.* (J.-B. Baillière e fils, Paris).

1877. *Diagnostic des paralysies par l'auscultation dynamoscopique* (Imp. Malvano, Nice).

1878. *Les Eaux de Vichy; de la bile et du foie.* (Imp. Bougarel, Vichy).

1878. *Les merveilleux effets de la Grande-Grille.* (Imp. Wallon, Vichy).

1879. *La Force vitale, la Vibration et le Bioscope.* (Journal *Le Conseiller des Malades*).

1880. *Le Guide de la Santé à Vichy et chez soi.* — Pilules Collongues aux sels de Vichy, En français et en anglais. Imp. Wallon, Vichy).

1881. *Spécialité de consultation par le Bioscope.* (Imp. Wallon, Vichy).

1882. *Méthode Dermoscopique.* (Imp. Wallon, Vichy).

1883. *La Science de la Transpiration des mains chaudes et le diabète à Vichy.* (J,-B. Baillière et fils, Paris.)

1884. *L'Hygrodermométrie.* (Imp. Gauthier, Nice).

1885. *Le Dermoscope,* en français et en anglais. (Imp. Gauthier, Nice).

Consultations médicales par le Dermoscope, en français et en anglais.

De la Dermoscopie et de sa méthode mathématique dans le diagnostic, le pronostic et le traitement sans l'interrogatoire du consultant.

Le Dermoscope, le rhumatisme, la goutte à Vichy. (Imp. Wallon).

Le Dermoscope et les maladies d'estomac et du foie. (Imp. Wallon),

Le Dermoscope et la digestion, la nutrition et la dénutrition. (Imp. Wallon).

Le Dermoscope, le malade et le médecin des Eaux. (Imp. Wallon).

Le Dermoscope. les nerfs et les Eaux de Vichy. (Imp. Wallon).

Le Dermoscope et le signe certain de la mort réelle. (Imp. Wallon).

1886. *La Vie de la Peau.* (Imp. Wallon).

Divers articles de Dermoscopie dans le *Journal-Barral.* (Paris).

1887. *Le Dermométrisme de la force vitale médicatrice.*

La Vie du Sang, les Eaux de Vichy et les progrès de la médecine clinique. dirigée par les formules de la Dermoscopie.

Notice sur le Dermométrisme de la force vitale médicatrice. — (Nice, Gauthier, in-18);

Guide des Sources à Vichy et chez soi, pendant et après la saison thermale: *Guide du Diabète, de l'Albuminurie et de l'Eczéma, à Vichy et chez soi,* précédé du Dermométrisme médical et suivi du Guide de la Dermoscopie, (Nice, Gauthier, in-18).

Guide du Diabète à Vichy et de l'Obésité. (Nice, Gauthier, in-18).

Guide du Rhumatisme, de la Goutte et de la Gravelle, à Vichy et chez soi. (Nice, Gauthier, in-18).

Guide des Maladies des Dames, de la Peau et de la Constipation. — (Nice, Gauthier, in-18.)

Guide des Maladies de l'Estomac, — (Nice, Gauthier, in-18).

Guide des Maladies de la Bile et du Foie. (Nice, Gauthier, in-18).

Guide des Maladies Intestinales. (Nice, Gauthier, in-18).

Guide des Maladies Urinaires, à Vichy et chez soi. (Nice, Gauthier, in-18).

1888. *Résumé de l'Hygrométrie vitale ou Dermoscopie.* (Vichy, Vexenat, in-18).

De 1886 à 1888, *divers articles de Dermoscopie* dans le *Journal-Barral.* (Paris).

1889. *La Dermoscopie,* par le Dr Bénard, du Havre.

1889. *Le Dermoscope et la Phtisie.*

1890. *Le degré de réaction de la médication thermale de Vichy,* 445 observations.

1891. *Notice sur la Transpiration des mains.*

1892. *Thèse du Dr Th.* Collongues.

1895. *Le Degré de Gravité des Maladies du Foie.*

1897. *Le Bioscope est la Boussole du médecin.*

1898. *Le Bioscope et la Bioscopie.*

1900. *Guide du Bioscopiste.*

1901. *Leçons pratiques de la Bioscopie.*

INSTRUMENTS DE MÉDECINE

INVENTÉS PAR L'AUTEUR

Dynamoscope (pour la perception de vibrations dans les tissus vivants).

Nécroscope (pour la constatation des décès).

Diapason dynamoscopique (mesure-type des vibrations dans les tissus vivants),

Pneumoscope (appareil reproducteur de tous les bruits et râles de l'auscultation de la poitrine, pour faciliter et enseigner promptement aux élèves en médecine cette branche de la science). Découverte couronnée par la Faculté de Paris, en 1867.

Le Bioscope ou *Hygrodermomètre.*

Mémoire sur la découverte du Bioscope, concourant pour prix d'Ourches, 1871-1872. — (Archives de l'Académie de Médecine).

TABLE DES MATIÈRES

		Pages
Préface		9
1re Leçon :	Le Bioscope ; la Bioscopie	13
	Le Fil hygrométrique	16
	La Bioscopie technique mathématique	21
2me —	De l'Unité de la vibration vitale	36
3me —	Bioscopie et maladies de l'estomac	45
4me —	Bioscopie et maladies du foie	63
5me —	Bioscopie et maladies intestinales	70
6me —	Bioscopie et maladies urinaires	76
7me —	Bioscopie et maladies des femmes	83
8me —	Bioscopie et de l'Arthritisme	89
9me —	Bioscopie et Diabète	99
10me —	Bioscopie et Albuminurie	124
11me —	Bioscopie et Obésité	132
12me —	Bioscopie et Constipation	140
13me —	Bioscopie et Herpétisme	145
14me —	Bioscopie et Biothérapie	151
15me —	Théorie de la Bioscopie	157
Résumé de la Bioscopie		172
Table des proportionalités		181
Ouvrages du même auteur		187

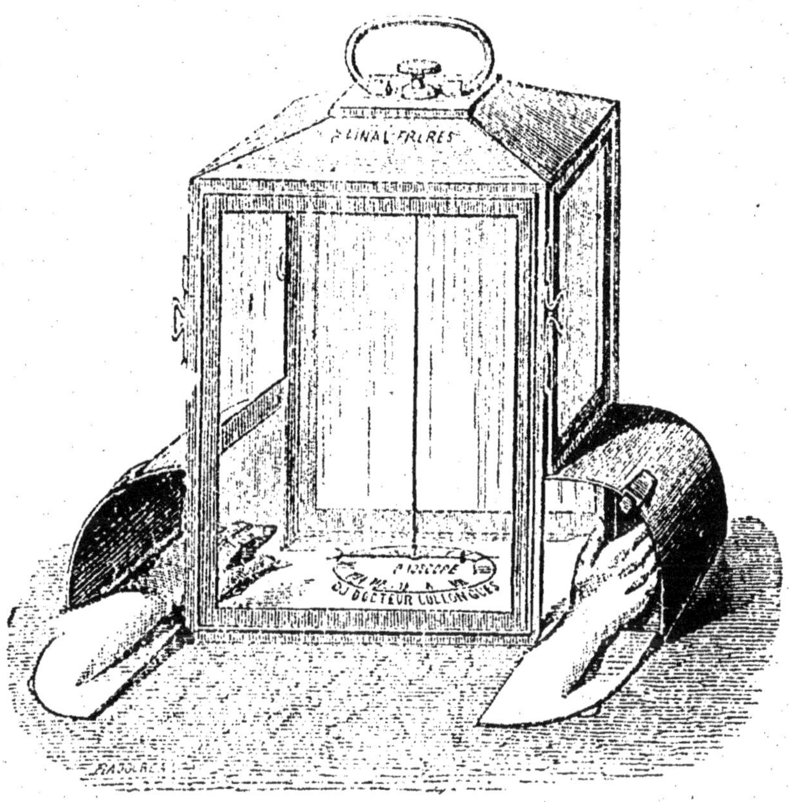

Figure du « Bioscope » du Dr Collongues

www.ingramcontent.com/pod-product-compliance
Ingram Content Group UK Ltd.
Pitfield, Milton Keynes, MK11 3LW, UK
UKHW012032240726
13965UKWH00002B/738

9 782013 066730